Inhalt

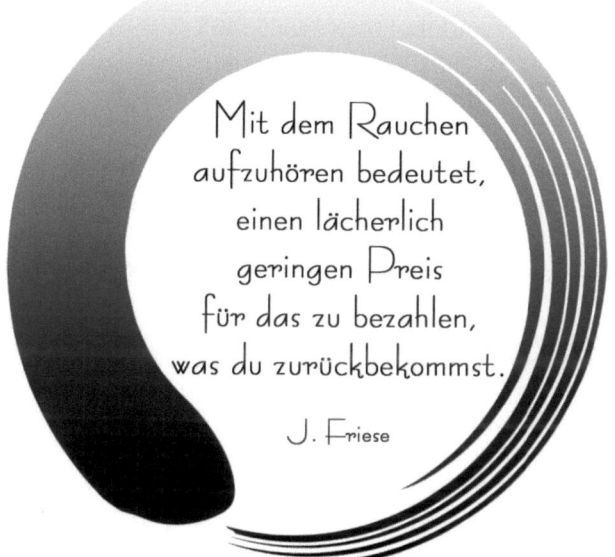

Mit dem Rauchen aufzuhören bedeutet, einen lächerlich geringen Preis für das zu bezahlen, was du zurückbekommst.

J. Friese

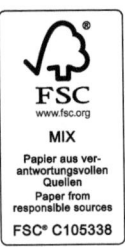

GENUG GERAUCHT.

Mit Achtsamkeit raus aus dem fiesen Hamsterrad.

© Januar 2020 Jogi Friese
Illustration und Lektorat: Marion Zantop
Fotos: Adobe Stock 230222427
Fotosearch K14682964
Vectorstock 14661851
AdobeStock 245653305
Herstellung und Verlag:
BoD – Books on Demand, Norderstedt

Bibliografische Information der Deutschen Nationalbibliothek:
Die Deutsche Nationalbibliothek verzeichnet diese Publikation
in der Deutschen Nationalbibliografie; detaillierte bibliografische Daten sind im Internet über dnb.dnb.de abrufbar.

9 783752 829204

Danksagung

Die wahren Helden der Rauchprävention sind alle (nicht rauchenden) Ärzte, die Deutsche Krebshilfe, die Krankenkassen, viele vorbildliche Prominente, Lehrer und Professoren, die privaten Schutz- und Interessengemeinschaften, alle gesundheitsbewussten Unternehmer, die vielen Social Media-Initiativen und Nichtrauchervereine, der Deutsche Sportbund, die vielen Coaches von Nichtraucherseminaren und nicht zuletzt alle nichtrauchenden Eltern, Freunde, Verwandte und Bekannte.

All diese Menschen und Initiativen zur Rauchprävention verdienen Respekt und Dankbarkeit, denn sie helfen uns unermüdlich im Kampf gegen den gefährlichen und sinnlosen Nikotinkonsum.

Meine Empfehlung
begleitend zum Buch:

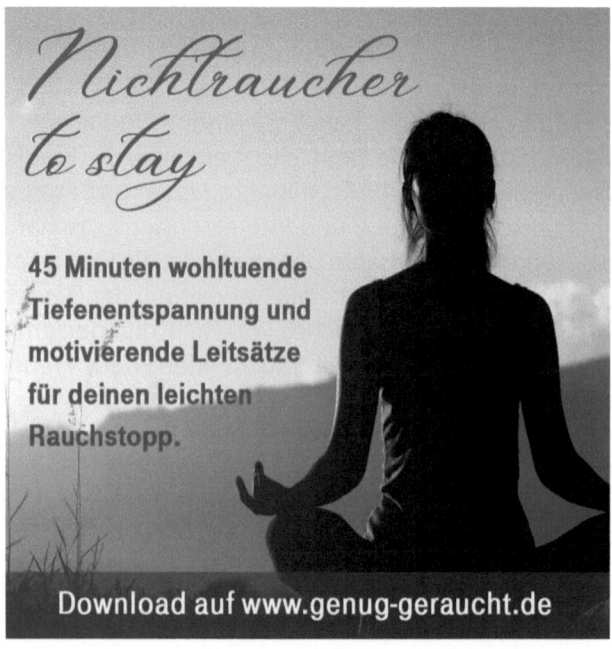

Vorwort

Genug geraucht. So einfach ist das.

Haben Sie schon einiges ausprobiert, sind aber trotzdem immer wieder rückfällig geworden? Ist es Ihr Herzenswunsch, eine leichte, überzeugende Methode zu finden, endlich mit der teuren, gefährlichen und vollkommen sinnlosen Qualmerei Schluss zu machen? Sollten Sie diese Fragen mit „Ja" beantworten, dann ist dieses Buch die ultimative Lösung für Sie. Es soll Ihnen dabei helfen, für Ihrem Rauchstopp die nötige Motivation und Willenskraft aufzubauen, damit Sie vor allem die ersten Monate glücklich, stressfrei, unbekümmert und so leicht wie möglich überstehen. Besiegen Sie den Nikotintyrannen mit der einfachen Technik der Achtsamkeit und mit dem Weg des geringsten Widerstandes und Aufwandes. Neben der Aufdeckung der unterbewussten Mechanismen des Rauchens und aller fiesen Nikotinfallen finden Sie u. A. viele nützliche Tipps zur Raucherentwöhnung sowie eine praktische „Notfallapotheke" für brenzlige Momente.

Sie ahnen ja schon, was Sie zurückgewinnen, wenn Sie mit dem Rauchen Schluss machen: Mehr Gesundheit, mehr Freiheit, mehr Lebensenergie, mehr Lebenszeit, mehr Stärke, mehr Selbstvertrauen und natürlich auch mehr Geld.

Buchbegleitend erwartet Sie eine hilfsbereite Online-Gruppe zur Unterstützung für die, vielleicht wichtigste Entscheidung in Ihrem Leben.

Sie sind der Champion, um den es in diesem Buch geht. Bleiben Sie am Ball und gewinnen Sie alles wieder zurück.

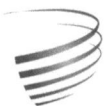

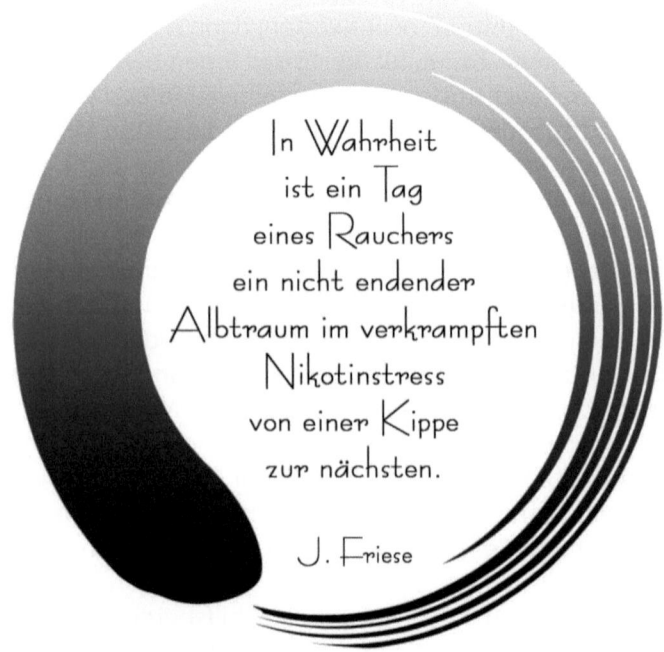

In Wahrheit
ist ein Tag
eines Rauchers
ein nicht endender
Albtraum im verkrampften
Nikotinstress
von einer Kippe
zur nächsten.

J. Friese

Kapitel 1

Ihr neues Leben als Nichtraucher.

Die vielleicht wertvollste Entscheidung in Ihrem Leben.

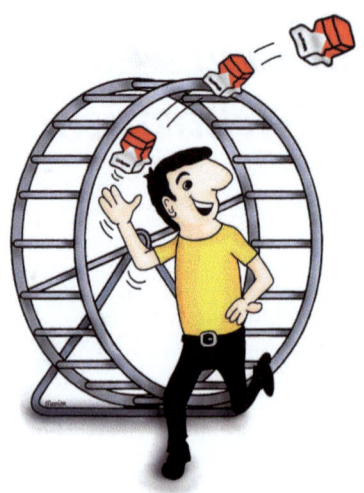

SIE WOLLEN EINFACH ENDLICH DAMIT AUFHÖREN.

Ansonsten hätten Sie sich, liebe Leserin und lieber Leser, dieses Buch sicherlich nicht besorgt. Als Raucher gehören Sie zu jeder vierten Frau oder jedem dritten Mann, die oder der täglich oder gelegentlich raucht. Wenn Sie mehr als zwanzig Zigaretten pro Tag rauchen, dann passen Sie zur stark gefährdeten Gruppe der schwer Abhängigen. Sollten Sie mit 15 Jahren mit dem Rauchen begonnen haben, dann zählen Sie zur Raucherzunft mit durchschnittlichem Einstiegsalter. Als Raucher, und ich war ebenfalls 35 Jahre einer, schießt man sich mit jeder Zigarette rund 4.000 chemische Substanzen in den Körper, von denen 250 giftig oder gar krebserregend sind. Aber keine Angst, ich werde in diesem Buch nur äußerst selten über Krankheiten sprechen. Ich will Ihnen auch keine Furcht einreden, denn wenn Sie durch Angst und Panik zum Nichtraucher werden würden, dann wären Sie sicherlich schon längst einer. Wenn Sie wirklich mit dem Rauchen aufhören wollen, dann gehören aber leider hin und wieder einige überzeugende Tatsachen und Risikofaktoren auf den Tisch. Wenn Sie sich vergegenwärtigen, dass 50 % der Raucher mit ihrem sinnlosen Laster Schluss machen wollen, so sind das in Deutschland allein um die 10 Millionen Menschen. (Quelle WHO) Das sind alles Leute, denen es exakt so geht wie Ihnen, von denen jedoch die meisten keinen Schimmer haben, wie sie das anstellen sollen. Aber allein, da Sie dieses Buch lesen, sind Sie diesen Menschen schon einen ganz entscheidenden Schritt voraus.

Möglicherweise haben Sie bereits einige Anläufe hinter sich, mit dem Rauchen aufzuhören. Wenn es bislang noch nicht funktioniert hat, so ist das jedoch nicht schlimm, denn mit Ihren gescheiterten Versuchen sind Sie ganz bestimmt in guter Gesellschaft. Sie haben dann sogar einen entscheidenden Vorteil: Sie kennen bereits die Situationen, in denen Sie schwach wurden. Betrachten Sie sich heute als Gewinner und Ihre bisherigen Misserfolge einfach als kleine unwichtige Stolpersteine auf dem Weg zum Nichtraucher für immer.

In der Tat können sich die 20 Millionen Raucher in Deutschland nicht zu den Gewinnern zählen. Jährlich geben Raucher allein hierzulande über 26 Mrd. Euro für Tabakprodukte aus (Quelle: www.statista.com; Stand 2018). Jeder Einzelne bezahlt innerhalb von 30 Jahren etwa 60.000 € nur dafür, süchtig zu sein und die schlimmsten Krankheiten zu riskieren. Das ist sinnlos verschwendetes Geld, dass sich sprichwörtlich in Rauch auflöst. Sie, verehrte Leserin und verehrter Leser, können sich ab jetzt jedoch zu den absoluten Siegern zählen, denn Sie sind nun kurz davor, fürstlich für die wahrscheinlich beste Entscheidung in Ihrem Leben entlohnt zu werden. Im Augenblick ist es noch Ihr Wunsch, aber schon bald wird es zur Absicht und dann ist der Moment gekommen. In dem Moment, da Sie die gefährliche Wirkungsweise des Nikotins verstanden haben und die bei weitem überwiegenden Vorteile des Nichtrauchens für sich erkennen konnten, ist die Angst davor, das Rauchen aufzugeben auf einen Schlag vorbei. Sie werden die falschen Gründe, warum Sie geraucht haben, deutlich als unheilvolle Denkweise aufdecken und sie ganz einfach zum Teufel jagen. Das ist dann der Moment, indem Sie Ihre allerletzte Zigarette rauchen.

Sie ahnen ja schon, was Sie zurückerhalten, wenn Sie mit dem Rauchen endlich Schluss machen: mehr Gesundheit, mehr Freiheit, mehr Lebensenergie, mehr Lebenszeit, mehr Mut, Stärke, Selbstvertrauen und natürlich auch mehr Geld.

Sie wollen ein Nichtraucher werden und Sie werden es mit Achtsamkeit und größter Motivation auch schaffen. Schließlich haben Sie doch auch schon ganz andere, schwierige Situationen gemeistert. Sie sind der Champion, um den es in diesem Buch geht. Bleiben Sie am Ball und gewinnen Sie alles wieder zurück.

DAS NIKOTINMONSTER HAT EIN HÄSSLICHES GESICHT.

Wenn sich damals, als ich dabei war mit dem Rauchen aufzuhören, der innere Tyrann gierig für seinen regelmäßigen Schuss Nikotin ankündigte, sah ich bewusst jedes Mal die fahle, linkische Gestalt „Gollum" vor mir.

Gollum führt in der Romanverfilmung „Herr der Ringe" gemeinsam mit dem armen „Smeagol" einen andauernden und schizophrenen Kampf mit sich selbst. Sich stets als vermeintlicher Freund und Berater ausgebend, überzeugt mich Gollum bis heute als der hinterlistige Schweinehund, so, wie wir ihn auch in uns kennen. Auf diese Weise gab ich dem Nikotinmonster ein passendes und, wie ich meine, durchaus empfehlenswertes Gesicht.

Bitte nennen Sie Ihren „Gollum" ab jetzt nicht mehr Freund, Stütze oder Halt. Nikotinmonster, Nikotinteufel, verlogener Berater, innerer Schweinehund, trifft es garantiert besser. Bitte betrachten Sie ab jetzt das Rauchen als eine hinterhältige Falle, in die Sie bereits vor Jahrzehnten hineingelaufen sind. Und glauben Sie nicht, dass das allein nur Ihre Schuld war, aber dazu später mehr.

STÄNDIG DIESES VERFÜHRERISCHE FLÜSTERN INS OHR.

„Hey, rauch' mal wieder eine!" „Rauchen entspannt dich!" „Du rauchst doch gerne! „Wie jetzt, nicht mehr rauchen? Aber das gibt doch eine Leere in deinem Leben!" „Wer wird denn gleich in die Luft gehen?" „Komm! Dafür gehst du doch meilenweit!" „Denk' daran, wie gesellig das Rauchen ist!" „All deine Freunde rauchen!" „Denk' mal bitte an die Panik, die du verspürst, wenn du nicht rauchen darfst!" „Die Zigarette ist doch dein Freund in allen Lebenslagen! Also hey, mach' keinen Ärger und rauch' endlich eine!"
Merken Sie etwas? Das Nikotinmonster in Ihnen ist alles andere als Ihr brauchbarer Lebensberater. Wenn Sie also weiterhin auf diesen falschen Fünfziger hören und russisches Roulette mit Ihrer Gesundheit spielen, dann ist es mit der freundlichen Unterstützung Ihres heimtückischen Beraters möglicherweise schon sehr bald für immer vorbei. Lassen Sie es also nicht so weit kommen, dass Ihr Arzt eines Tages zu Ihnen sagen muss: „…und jetzt ist es zu spät…"

SIE WOLLEN EIN NICHTRAUCHER WERDEN.

Das ist ganz bestimmt eine der besten Entscheidungen in Ihrem Leben. Und was die Zukunft anbelangt: Im Augenblick beneiden Sie vielleicht noch alle Raucher, denn die dürfen ja weiterrauchen, Sie als zukünftiger Exraucher aber schon bald nicht mehr.

In Wahrheit ist es aber so: Alle Raucher werden Sie beneiden, weil Sie in Kürze die Nikotinsucht mit Überzeugung und einem achtsamen, klaren Bewusstsein überwunden haben. Auf einen Menschen dürfen Sie allerdings in der Tat neidisch sein, nämlich auf den Nichtraucher, der Sie in Zukunft sein werden. (Eine Reise in Ihre Zukunft als glücklicher, zufriedener Nichtraucher machen wir gemeinsam im nächsten Abschnitt.)

MIT ACHTSAMKEIT UND LEICHTIGKEIT, DAUERHAFT RAUCHFREI WERDEN UND BLEIBEN.

Dieses Buch soll Ihnen dabei helfen, Ihr bahnbrechendes Vorhaben in die Tat umzusetzen. Es soll Ihnen Klarheit verschaffen, eine mentale Hilfe sein und Sie davon überzeugen, etwas zu vollbringen, was Ihre rauchenden Leidensgenossen bislang nicht geschafft haben.

Jeder nikotinabhängige Mensch ist in der Lage, mit der unsinnigsten und überflüssigsten Sache der Welt Schluss zu machen. Ich garantiere Ihnen, Sie werden auf ganz einfache Weise ein überzeugter Nichtraucher, wenn Sie sich intensiv mit dem Sinn des Rauchens beschäftigen und meinen Tipps und Anweisungen wach, aufgeschlossen und neugierig folgen. Wenn Sie das tun, dann wird Ihr Wunsch zur konkreten Absicht. Schon sehr bald werden Sie sich einen festen Zeitpunkt setzen, an dem Sie den roten Stopp-Buzzer drücken und für immer befreit sind von der fürchterlichen Droge Nikotin.

Neben allen notwendigen Informationen über die Gefahren der Zigarette, zeige ich Ihnen, wie Sie die Vorbereitung zum Rauchstopp motiviert und engagiert angehen und warum das Training der Achtsamkeit für Ihren Rauchstopp der Schlüssel zu Ihrem Erfolg ist. Sie erfahren, weshalb Sie rauchen und wieso es bislang so schwer für

Sie war, damit aufzuhören. Die Notfallapotheke, der Leitfaden mit den 65 Leitsätzen für ein Leben ohne Zigarette sowie die 3-Wochen-Tag-für-Tag-Strategie im Anhang zu diesem Buch werden Ihnen hilfreich zur Seite stehen. Ich empfehle Ihnen auch mein Hörbuch „Nichtraucher to go - Genug geraucht", das Sie unterwegs begleitet und Ihnen hilft, Ihr Wissen fest zu verankern.

RICHTIGES DENKEN FÜHRT ZU RICHTIGEM HANDELN.

Dieses Buch klärt Sie Schritt für Schritt über alle psychologischen Werbekniffe der Tabakkonzerne auf. Ihnen wird die „gezielte Gehirnwäsche" bewusst, die Ihre Sucht nach Nikotin auslöst. Sie erkennen Ihre persönlichen Rauchauslöser und warum es bislang so schwer war, aufzuhören. So wird Ihnen klar, wie Sie mit diesem Wissen in Kombination mit Achtsamkeit Ihrer Sinne endgültig und spielend leicht den Ausgang aus dem grausamen Labyrinth der Nikotinsucht finden.

IHR LEBEN ERHÄLT SCHON BALD EINE NEUE QUALITÄT.

Es wird sich vieles in Ihrem Leben zu Ihrem Besten wandeln, wenn Sie mit dem Rauchen aufhören, denn Sie werden nicht nur die grausame Sucht nach dem Nikotin und die damit einhergehende Gehirnwäsche sowie alle falschen Gründe für das Rauchen los. Als Nichtraucher verfügen Sie geradezu über einen wahren Schatz an Wissen und Erfahrung, der dem Raucher verborgen bleibt. Sie sind bald wieder frei und unabhängig, haben mehr Mut, Zuversicht und Selbstvertrauen und achten wesentlich intensiver auf das Wichtigste, was Sie besitzen, nämlich Ihre Gesundheit. Als suchtfreier Mensch steht Ihnen eine außerordentliche Bereicherung bevor, von der Sie schon bald in allen Lebenslagen profitieren werden.

DIE ZWEI TEUFLISCHEN SÄULEN DER SUCHT.

Bislang stecken Sie noch zwischen zwei Schraubstöcken gleichzeitig: Sie haben es mit einer körperlichen und einer psychologischen Sucht zu tun. Beim Rauchen sind diese Suchtebenen unmittelbar miteinander verbunden und setzen Ihnen zu, sodass Sie gezwungen sind, immer wieder und wieder zum Glimmstängel greifen zu müssen. Die gute Nachricht: Die körperliche Sucht ist relativ leicht zu überwinden. Sie nimmt bereits nach ein paar Tagen spürbar ab. Sie vergeht einfach wie eine leichte Grippe. Das Nikotin, der Teer, die Pestizide, das Blei, Arsen und radioaktive Polonium und alle anderen giftigen Schadstoffe im Tabak, in der Zigarette, in der Glut und im Rauch sind tatsächlich das kleinere Problem beim Rauchstopp. Schon ein paar Wochen nach dem Ausmachen Ihrer letzten Zigarette hat das meiste Gift Ihren Körper verlassen und rein medizinisch betrachtet sind Sie danach überhaupt kein Raucher mehr. Deshalb geht es in diesem Buch intensiver um die psychologische Seite der Rauchsucht und um wirksame Techniken, insbesondere die der Achtsamkeit, um diese gefährliche Sucht nachhaltig zu überwinden. Ich möchte, dass Sie verstehen, was die Zigarette in Ihrer Psyche auslöst, denn nur so können Sie eine längere Entwöhnungsphase motiviert und unbeschwert durchstehen.

Ihr an Nikotin erkranktes Unterbewusstsein wurde gewaltig zum Rauchen verführt (man könnte es auch härter ausdrücken – Ihr Unterbewusstsein wurde als jugendlicher Mensch vergewaltigt) und ist heute hochgradig abhängig von dem Gift. Normalerweise signalisiert Ihnen Ihr Unterbewusstsein die, für Sie richtigen Entscheidungen. Es unterstützt Sie positiv und verleiht Ihnen die notwendige Willensstärke für die Umsetzung. Nur in Bezug auf das Rauchen liefert es Ihnen ständig negative und falsche Impulse. Es verlangt immer wieder Nachschub und gibt keine Ruhe, bis es seine Nikotinration erhalten hat. Anstatt Sie darin zu unterstützen, klare, saubere Luft zu atmen, fordert es von Ihnen alle 30 Minuten, giftigen und stinkenden Rauch zu inhalieren, der Sie krank macht, Ihr Leben verkürzt und ein Vermögen kostet. Und um Sie, liebe Leserin und lieber Leser, als Raucher sprichwörtlich bei der Stange zu halten, geben die Tabakkonzerne gewaltige Summen für eine ansprechende, unterschwellige und daher leider auch sehr wirksame Werbung aus. Aus diesem Grund und wegen Ihrer Nikotinsucht sowie aller anderen Raucher um Sie herum glaubt Ihr Unterbewusstsein an das vermeintliche Gute am Rauchen. Nur deswegen kaufen Sie der Tabakindustrie den Werbeslogan „Ich rauche gern" ab. Auf die unbewusste Ebene des Rauchens gehe ich in diesem Buch intensiver ein, denn das Wissen über die werbliche Verführung sowie das Verständnis für Ihr süchtig gemachtes Unterbewusstsein wird Ihnen sehr dabei helfen, den Weg aus diesem grausamen Teufelskreis zu finden.

Wenn Sie so ticken, wie die meisten Raucher, dann sind Sie der Ansicht, dass das Leben ohne Zigaretten nicht lebenswert sei. Ich versichere Ihnen, das ist blanker Unsinn, denn diese Bewertung Ihrer Lebensumstände ist eine Illusion. Jeder Nichtraucher mit gesundem Menschenverstand wird Ihnen das bestätigen. Soviel kann ich Ihnen versichern: Wenn Sie nicht mehr am Nikotinentzug und unter der Gehirnwäsche leiden, werden Sie auch ganz bestimmt sehr schnell den Glauben verlieren, dass Sie ohne die Zigaretten einen Verlust erleiden bzw. Ihr Leben nicht mehr genießen können. Wenn Sie den festen Entschluss fassen, nie wieder zu rauchen, wird Ihnen diese, vielleicht wichtigste Entscheidung in Ihrem Leben, ausschließlich Vorteile bringen und Sie befreien von der Sklaverei des Nikotins. Daher ein wichtiger Tipp von mir, bevor wir richtig loslegen: Bitte bewerten Sie ab heute alle falschen Erinnerungen und Rituale, die Sie mit dem Rauchen verbinden wach und konzentriert mit allen Sinnen, ehrlich und realistisch, bis Ihr Unterbewusstsein von der Richtigkeit des Nichtrauchens überzeugt ist. So wird das Verlangen nach Tabak und Zigaretten nach und nach aus Ihrem Leben verschwinden und die Angewohnheit, zu rauchen wird Ihnen immer fremder und unangenehmer werden, bis Sie das Laster zu einem bestimmten Zeitpunkt einfach für immer loswerden. Wie das geht und wie einfach das im Grunde genommen ist, das zeige ich Ihnen.

Sie stehen derzeit am Ausgangspunkt Ihres Weges aus der Sklaverei des Nikotins in die Freiheit eines glücklichen Nichtrauchers. Zu Ihrer Entscheidung, ein Nichtraucher zu werden, beglückwünsche ich Sie von ganzem Herzen.

BITTE RAUCHEN SIE, WENN SIE MÖCHTEN.

Es ist nicht notwendig, beim Lesen auf das Rauchen zu verzichten, nur tun Sie es bitte ausschließlich während Ihrer Lesepausen und fahren anschließend mit dem Buch weiter fort. Wichtig ist, dass Sie in der kommenden Zeit der Vorbereitung auf den Rauchstopp das Rauchen Ihrer Zigarette bewusst, das heißt achtsam mit allen Sinnen beobachten und analysieren, aber hierzu später mehr.

EIN WORT ZUM HÖFLICHEN UND
GLEICHBERECHTIGTEM STIL IN DIESEM BUCH:

An dieser Stelle möchte ich mich bei den Kritikern dafür entschuldigen, dass dieses Buch von mir nicht in gendergerechter Sprache, sondern zugunsten einer besseren Lesbarkeit verfasst wurde. Selbstverständlich stellt das keine Benachteiligung des jeweiligen Geschlechts dar. Bitte fühlen Sie sich von dem Inhalt dieses Buches gleichermaßen angesprochen.

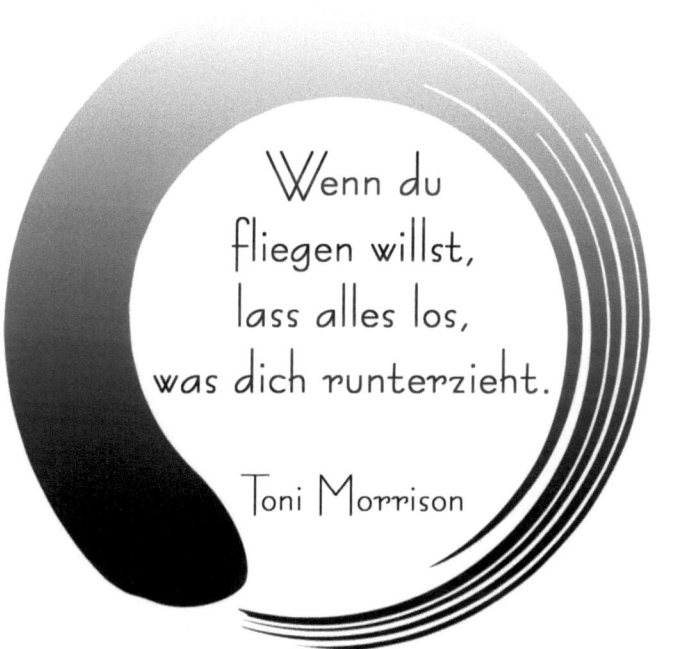

Wenn du
fliegen willst,
lass alles los,
was dich runterzieht.

Toni Morrison

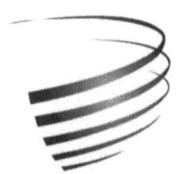

Eine fantastische Reise in Ihre Zukunft als Nichtraucher.

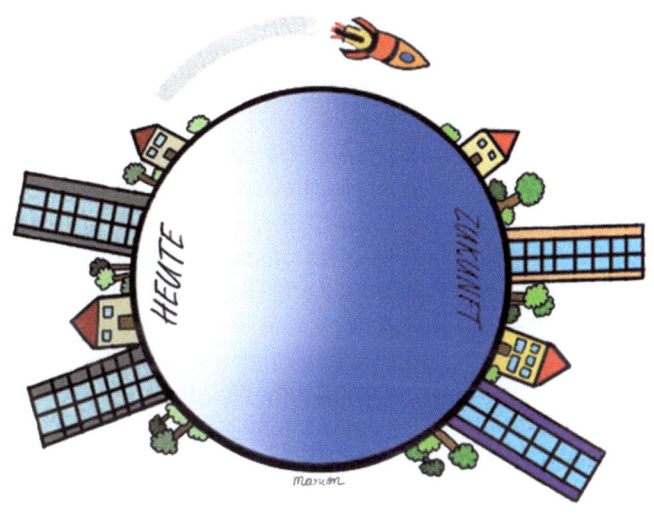

GENUG GERAUCHT. IHR NEUES LEBEN OHNE ZIGARETTE.

Bitte lassen Sie sich zunächst auf ein ungewöhnliches Abenteuer ein. Wir reisen in Ihre Zukunft. Es ist mittlerweile ein Jahr vergangen, seitdem Sie mit dem Rauchen aufgehört haben. Sie hatten damals Ihren Rauchstopp mit Achtsamkeit, tiefster Überzeugung und nach einer ausreichenden Phase der intensiven mentalen Vorbereitung eingeleitet, weil Sie erkannten, dass dies langfristig der leichteste und beste Weg ist, endlich mit dem Rauchen Schluss zu machen. Vorbei sind nun die Zeiten, in denen Sie sich belogen und zu sich selbst sagten: „Ich rauche gern". Alle falschen Argumente, warum Sie einmal rauchten, sind jetzt vollkommen aus Ihrem Unterbewusstsein verbannt. Sie fühlen sich kerngesund, selbstbewusst und attraktiv. Das strahlen Sie auch aus. Sie sehen ausgeruht und glücklich aus, und so fühlen Sie sich auch. Sie sind zurecht voller Stolz auf Ihren Erfolg. Ihr Leben läuft nun ganz nach Ihrem Wunsch. Einer der Gründe dafür ist, dass Sie damals auf überzeugende, einfache Weise zum Nichtraucher wurden.

Schauen Sie zurück, wie es war. Da gab es die Zeit, als Sie rauchten und es Ihnen schwerfiel, damit aufzuhören. Sie empfanden das Rauchen als nutzlos, schmutzig und abstoßend. Sie wollten damit Schluss machen. Das haben Sie durch Achtsamkeit, Motivation, Durchhaltevermögen, intensive Überzeugungsarbeit, mit viel Ruhe, Bewegung und einer guten Portion Gelassenheit auch geschafft.

Schon nach wenigen Tagen war Ihr Nikotinentzug so gut wie vorbei. Es verging wie eine leichte Grippe. Von Anfang an waren Sie froh, ja sogar euphorisch, nie wieder der Lakai Ihrer Zigaretten zu sein. Damals haben Sie einige äußerst wirkungsvolle Techniken entdeckt, mit deren Hilfe Sie auf erstaunlich einfache Weise zum Nichtraucher wurden. Behandlungsweisen, die Ihnen heute auch für andere Situationen im Leben nützlich sind. Es fiel Ihnen leicht, diese Praktiken als Routinen in Ihr Leben einzubinden. Heute sind Sie raus aus dem Modus „Autopilot". Sie nehmen Ihr Leben aufmerksam, wach und konzentriert wieder selbst in die Hand.

Im Laufe der Zeit hatte das Nikotin immer weniger Einfluss auf Sie und recht bald dachten Sie schon überhaupt nicht mehr daran. Wenn Sie heute doch einmal an das Rauchen erinnert werden, dann denken Sie nicht mehr wehmütig darüber nach. Es fehlt Ihnen nichts, es ist kein Verlust mehr. Ist das nicht erstaunlich? Die Zigaretten sind Ihnen jetzt nach einem Jahr völlig gleichgültig. Neid auf die Raucher kennen Sie schon lange nicht mehr, aber Sie wissen, wie die Raucher Sie um Ihre Unabhängigkeit, Ihre Motivation und Ihre Standhaftigkeit beneiden. Und das macht Sie stolz. Auch Ihre Befürchtung, ohne das Rauchen zuzunehmen, hat sich nicht erfüllt, denn Sie bewegen sich viel und ernähren sich ausgewogen. Sie sind jetzt wesentlich frischer und leistungsfähiger. Das spüren Sie bei jedem Atemzug. Es ist eine echte Befreiung, weil Sie ohne Angst vor all den Krankheiten, die das Rauchen auslöst, in die Zukunft blicken. Sie haben bereits vor langer Zeit klar erkannt, dass das Rauchen die Probleme nicht löst, sondern das Problem an sich darstellt. Und so gehört es schon lange der Vergangenheit an, Ihre Ängste und Ihren Stress mit der Zigarette zu bekämpfen. Dagegen haben Sie jetzt ganz andere Mechanismen entwickelt. Wenn es in Ihrem Leben mal Probleme oder Stresssituationen gibt, dann sind Sie auch ohne die Kippen ruhig und gelassen. Sie meistern heute alle Schwierigkeiten, wie jeder andere Nichtraucher in derselben Situation.

Nach diesem einen Jahr sind Sie ein toleranter Nichtraucher geworden. Es fällt Ihnen leicht, eine Zigarette abzulehnen, wenn Ihnen eine angeboten wird. Sie sagen einfach: „Danke, nein. Ich bin Nichtraucher."

IHR DAUERNDER SELBSTBETRUG HAT NUN EIN ENDE.

Sie müssen nicht mehr mitten in der Nacht aufstehen und zum nächsten Automaten gehen, wenn Ihnen die Zigaretten ausgegangen sind. Vorbei sind die Zeiten mit schlechtem Gewissen, in denen Ihre Mitmenschen zu Ihnen sagten, das Rauchen sei gesundheitsschädlich und Sie ermahnten, Sie sollen es endlich lassen. Sie sind stolz und erleichtert, den Kindern gegenüber einem Vorbild zu sein. Ihre Familie ist glücklich über die vielleicht beste Entscheidung, die Sie in Ihrem Leben getroffen haben. Sie ernten allgemeine Anerkennung und freuen sich in jeder

Sekunde über Ihre richtige Entscheidung. Alle Menschen, die an Ihnen zweifelten, wurden eines Besseren belehrt. Sie haben es leicht geschafft, ein Nichtraucher zu werden und zu bleiben. Heute, nach einem Jahr, überlegen Sie sich mit einem breiten Lächeln, was Sie mit dem Geld tun werden, das Sie gespart haben. Es sind tatsächlich über 2.000 Euro.

IHR LEBEN OHNE ZIGARETTE
IST WIEDER FREI UND SELBSTBESTIMMT.

Sie sind begeistert über Ihre körperliche Kondition, die Sie mit sportlicher Aktivität in den vergangenen Monaten aufbauen konnten. Dadurch minimierten Sie die Chance, die allerschlimmsten Krankheiten zu riskieren. Wenn Sie heute durch die Straßen gehen oder im Kino sitzen, dann kann Sie Zigarettenwerbung nicht mehr verführen. Ganz im Gegenteil. Sie schütteln nur unverständlich mit dem Kopf und fragen sich, wie die das damals überhaupt geschafft haben, Sie zum Rauchen zu verführen. Sie empfinden tiefstes Mitleid mit Rauchern, denn Sie wissen schon lange, dass das Rauchenaufgeben ja überhaupt kein Verlust, sondern in Wahrheit ein unglaublicher Gewinn in Ihrem Leben ist. Sie riechen alles wieder viel besser und Ihre Geschmacksrezeptoren, die durch das Nikotin permanent betäubt wurden, melden sich wieder zurück. So schmecken Sie Ihre Mahlzeiten wieder herzhaft und intensiv.

DIE ZEIT ALS RAUCHENDE RANDFIGUR
DER GESELLSCHAFT IST VORBEI.

Sie müssen manchmal über all die armen Raucher schmunzeln, die bei Minusgraden im Winter, zitternd vor Kälte, wie ein aussätziger Hund vor der Tür stehen, um

18

Ihren Nikotinpegel wieder auf ein erträgliches Maß zu bringen. Ihre soziale Ausgrenzung bei Nichtrauchern ist jetzt für immer vorbei. Sie müssen sich nicht mehr für das Rauchen schämen oder sich durch unglaubwürdige Argumente verteidigen. Nichtraucher in Ihrer Nähe schütteln nun nicht mehr missbilligend mit dem Kopf und werfen Ihnen auch keine abwertenden Blicke mehr zu. Sie müssen sich nach Ihrem Arztbesuch oder anderen längeren Wartezeiten keine Zigarette mehr anzünden, wie es zwanghaft noch vor einem Jahr der Fall war. Wenn Sie mit dem Auto oder im Flugzeug reisen, sind Sie nicht mehr nervös oder brechen gar in Panik aus. Sie vermissen die Zigaretten überhaupt nicht mehr. Wenn Sie Ihr Arzt fragt, ob Sie rauchen, antworten Sie heute stolz: „Nein, ich bin Nichtraucher".

Sie haben aufgehört, dem verlogenen Mythos nachzuhängen, dass das Rauchen gesellschaftsfähig schick oder modern ist. Der Selbstbetrug ist vorbei. Sie wissen jetzt, ein Nichtraucher zu sein ist cool und ein Raucher zu sein ist nur peinlich. Sie überzeugen sich nicht mehr mit der armseligen Lüge, auf etwas Kostbares verzichten zu müssen und wissen jetzt, dass es überhaupt kein Verzicht ist, nie wieder zu rauchen. Sie vermissen auch Ihre früheren Raucherpausen nicht mehr. Sie haben viele neue, interessante Menschen kennengelernt, die auch nicht rauchen und das gefällt Ihnen.

Das Rauchen ist für Sie vollkommen bedeutungslos geworden. Nach einem Jahr als Nichtraucher bestimmen Sie nun Ihr Leben vollkommen frei und selbstständig.

Ihre Wohnung riecht wieder nach sauberer, frischer Luft und auf Ihrem Balkon steht kein dreckiger Aschenbecher mit einem ekelhaften Berg von Zigarettenkippen mit Teerfiltern. Die Wandfarbe Ihrer Wohnung ist hell und sauber und benötigt auch in den kommenden Jahren keinen neuen Anstrich. Ihre Kleidung duftet frisch; Ihre Haut ist nicht mehr grau und fahl; Ihre Zähne und Finger sind nicht mehr gelb. Der lästige Raucherhusten gehört endgültig der Vergangenheit an und aus dem Mund riechen Sie nicht mehr nach unangenehmem und abstoßenden, kaltem Rauch.

Schauen Sie sich noch einmal um und prägen Sie sich alles gut ein. Hier stehen Sie, mitten im Leben als unbeschwerter, zufriedener und gesunder Nichtraucher.

Es hat mich gefreut, Ihr „Reiseführer" in Ihre gesunde Zukunft zu sein. Wie hat Ihnen Ihr Ausflug in Ihr neues Leben gefallen? Haben Sie jetzt eine vage Vorstellung, wie es sich anfühlt, ein gesunder und zufriedener Nichtraucher zu sein? Dann gratuliere ich Ihnen, weil Sie gerade den ersten achtsamen Schritt in ein rauchfreies Leben vollzogen haben.

Sie möchten nun wissen, wer ich bin? Nun, ich wollte nicht gleich mit der Tür ins Haus fallen. Im nächsten Abschnitt erfahren Sie alles Wissenswerte über mich und meine Kenntnisse bezüglich des Tabaks, der Werbung und der Raucherprävention.

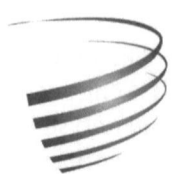

Vom Camel-Man
zum überzeugten Nichtraucher.

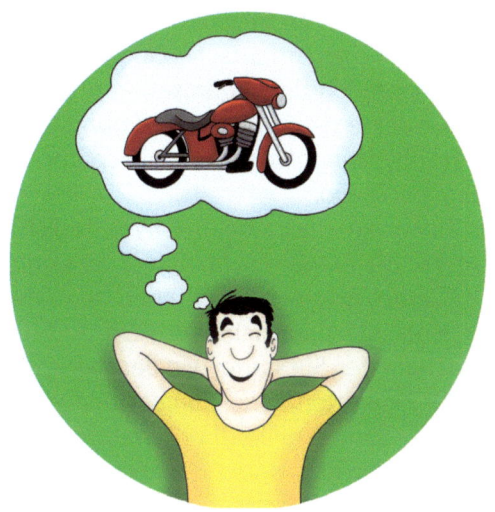

Meine Freundin und ich sind wahre Motorrad-Freaks. Wir lieben dieses Hobby einfach und ja, Motorradfahren ist gefährlich. Fakt ist aber auch: Ein rauchender Motorradfahrer lebt noch viel gefährlicher. Was tat ich also vor 10 Jahren? Ich optimierte meine Sicherheitskleidung und hörte damit auf, täglich 30 Zigaretten zu rauchen.

Nun, ich fahre zwar immer noch gerne Motorrad, jedoch heute mit maximalen Sicherheitsvorkehrungen für mein Leben und meine Gesundheit. Vergleicht man das mit russischem Roulette, so steckt jetzt nur noch eine Patrone in der Revolver-Trommel. „Tja, immer noch ein vermeidbares Restrisiko", werden Sie jetzt möglicherweise sagen. Zugegeben, das stimmt. Aber eine Kugel haben wir doch alle irgendwie übrig in der Revolver-Trommel unseres Schicksals, oder nicht? Bitte sehen Sie es mir nach. Ein bisschen Abenteuer brauche ich nun mal im Leben. Die Abenteuerscheinwelt der Zigarette gehört allerdings garantiert nicht mehr dazu.

Das Marketing der Zigarettenkonzerne kenne ich von der Pike auf, denn ich war als Produktmanager einige Jahre verantwortlich für die ostdeutsche Zigarette „Club". 1997 und '98 übernahm ich die Organisation und die Öffentlichkeitsarbeit der legendären *Camel-Trophy*. 1997 war es die Camel-Trophy *Mongolia* und ein Jahr später die Camel-Trophy *Tierra del Fuego*.

Vielen von Ihnen wird die Camel Trophy sicherlich noch ein Begriff sein. Für die Jüngeren von Ihnen, die es nicht mehr wissen: Die Camel-Trophy war zwischen den Jahren 1980 und 2000 eine internationale Auto-Offroad-Rallye mit Expeditionscharakter. Sie stand, wie der Name sagt, unter der Lizenz der Zigarettenmarke *Camel*. Genau wie zur gleichen Zeit unser damaliger Formel 1 Weltmeister Michael Schumacher für den Rennsport mit seinem Wagen für die Marke Camel und später für Marlboro fuhr, so berichteten damals die Medien in der Werbung, den Zeitschriften, im Fernsehen und im Kino auch über die Camel-Trophy. Das legendäre Event galt übrigens nicht nur unter Rauchern als ein grenzenloses Abenteuer mit Dschungelatmosphäre á la Indiana Jones.

ALLE RAUCHTEN, ERSTAUNLICHERWEISE
ABER DIE SPORTLICHEN AKTEURE SELBST NICHT.

Ich habe damals nicht einen rauchenden Teilnehmer bei der Camel-Trophy gesehen. Wir hingegen, die Organisatoren, sowie die meisten Reporter und Journalisten aus aller Welt qualmten, was das Zeug hielt. Die Teilnehmer der Rallye waren durchaus allesamt bewundernswerte, sympathische, selbstbewusste, durchtrainierte Hochleistungssportler, unglaublich stressresistent sowie geistig und mental extrem belastbar. OK, sympathisch, selbstbewusst und stressresistent sind Raucher sicherlich auch, sie husten und keuchen nur häufiger, wenn sie sportliche Leistungen erzielen sollen. Nun gut. Körperliche Leistung und Kondition wurde von den Teilnehmern verlangt, aber nicht wirklich von uns Organisatoren, Werbe- und PR-Fachleuten. Mit diesem fadenscheinigen Argument verteidigten wir schon damals unser Laster inmitten der, öfters schon mal zurecht die Nase rümpfenden, Rallye-Teilnehmer.

Ganz ehrlich: Es war mir damals schon peinlich und das ist es mir aus heutiger Sicht immer noch. Ja, Sie dürfen sich bitte gerne auch fremdschämen für meine unachtsame und ungesunde Einstellung in jener Zeit inmitten einer Gruppe von körperlich und mental gesunden, nichtrauchenden Sportlern. Aber bitte sehen Sie es mir nach, denn ich war einmal genauso nikotinabhängig, wie die meisten meiner Kollegen oder eben auch, wie Sie es im Augenblick (noch) sind.

Aber, obwohl es für alle Mitarbeiter der Tabakkonzerne sogar ein mehr als ausreichendes Kontingent an Freizigaretten gab, habe ich es dennoch sehr leicht geschafft, auf eine aufgeschlossene, ungezwungene Art mit dem Rauchen aufzuhören. Wie das funktioniert, das erkläre ich Ihnen ausführlich in diesem Buch.

Mit gut einem Jahrzehnt an Erfahrung auf dem Gebiet der werblichen Verführungskunst im Vertrieb, im Marketing und der Öffentlichkeitsarbeit der Tabakkonzerne kann ich mich, wenn auch nicht unbedingt mit gutem Gewissen, als „Experte für Tabakprodukte und die Zigarettenwerbung" bezeichnen.

ÜBER DREI JAHRZEHNTE RISKANTE LEIBEIGENSCHAFT.

Ich rauchte bis vor 10 Jahren durchschnittlich zwei Packungen Zigaretten täglich. Dass ich den Tabak-Job und das Rauchen aufgab, bestätigt mir jeden Tag aufs Neue, das Richtige getan zu haben. Heute bin ich sehr froh und hoch motiviert, erfolgreiche Nichtraucherseminare und begleitende präventive Maßnahmen im Kampf gegen die Nikotinsucht durchzuführen. Ich werde Ihnen in diesem Buch eine sehr einfache und effektive Möglichkeit vermitteln, das Rauchen überzeugt und für immer aufzugeben.

Ich habe nicht die Fachkompetenz eines Arztes und möchte an dieser Stelle sehr gerne betonen, dass sich Ärzte ebenfalls als Profis und Spezialisten auf dem Gebiet der Tabakprävention bezeichnen dürfen, sofern sie nicht selbst der Nikotinsucht verfallen sind. Mein Spezialgebiet ist das Marketing, die Öffentlichkeitsarbeit und die werblichen Maßnahmen der Zigarettenkonzerne sowie das Wissen, wie man mit dem Rauchen einfach und nachhaltig wieder aufhört. So kann ich Ihnen leicht den Mechanismus der Gehirnwäsche erklären, durch die Sie zum Raucher wurden. Mit meinen Erfahrungen aus den vielen Jahren meiner Rauchstopp-Beratungen und -Kurse werde ich Ihnen dabei helfen, Ihr Unterbewusstsein von Ihrem grausamen Nikotintyrannen für immer zu befreien.

Die eigenen Erfahrungen sowie die meines sozialen Umfeldes und meiner zahlreichen Kursteilnehmer, haben mich dazu bewogen, Ihnen mit dem Inhalt dieses Buches in Kombination mit dem auditiven Material zu einem leichten, erträglichen Rauchstopp zu verhelfen. Darüber hinaus ist es mir ein persönliches Anliegen, dass die Zahl der Rauchertoten hoffentlich eines Tages vollständig verebbt oder zumindest deutlich geringer wird.

SCHÄTZEN SIE SICH GLÜCKLICH UND STOLZ,
BALD WIEDER VOLLKOMMEN FREI VOM GIFT ZU SEIN.

Eigentlich ist die Zigarette ein Relikt, ein Restbestand aus längst vergangener Zeit. Sie wird unmodern. Ich bin davon überzeugt, würde die Zigarette heute erfunden werden, sie käme niemals frei verkäuflich auf den Markt. Sie, verehrte Leserin und verehrter Leser, werden als Nichtraucher ebenfalls schon sehr bald zu den Boykotteuren von Tabak und Zigaretten gehören, denn auch Sie sind in Kürze wieder frei und bezahlen keinen Cent mehr dafür.

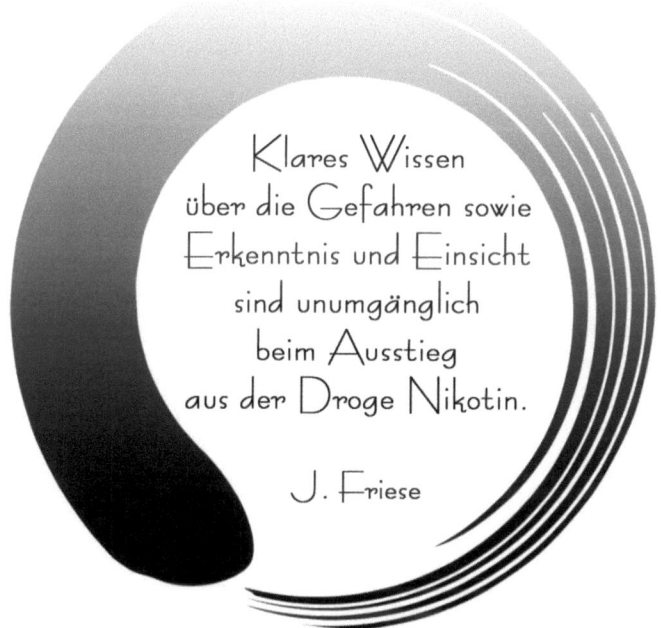

Klares Wissen
über die Gefahren sowie
Erkenntnis und Einsicht
sind unumgänglich
beim Ausstieg
aus der Droge Nikotin.

J. Friese

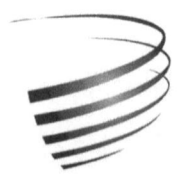

Buchbegleitende Unterstützung:
Online & Offline.

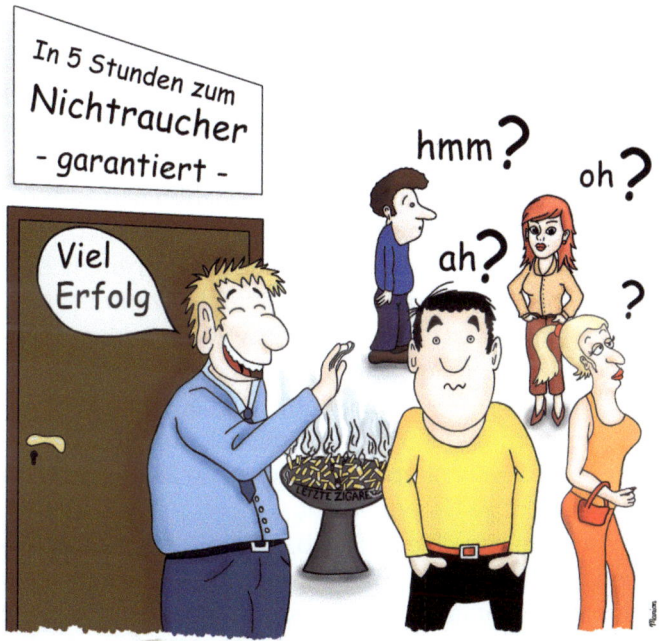

Bis heute bieten Firmen Nichtraucherkurse auf Basis eines sogenannten „Easy-Way" an. Er bedeutet, einfach, schnell, ganz locker, top-motiviert mit Freude in wenigen Stunden für den Rest seines Lebens ein unbeschwerter Nichtraucher zu werden und zu bleiben.

Raucher werden in diesen Seminaren intensiv über alle riskanten bis tödlichen Gefahren sowie über die verschiedenen Suchtmechanismen aufgeklärt. Nach ein paar Stunden der Turbo-Gehirnwäsche befinden sich die Teilnehmer in einem nahezu euphorischen Zustand. Sie sind begeistert und im festen Glauben, die Sucht endgültig besiegt zu haben. Das geht in der Regel so lange gut, bis sich der frisch gebackene Ex-Raucher in einer brenzligen Suchtsituation befindet. Dann ist er, vollkommen auf sich alleine gestellt, der folgenschweren Versuchung hilflos ausgeliefert. Derartige Power-Seminare zur Nikotinprävention wirken sich sicherlich kurzfristig positiv auf die Psyche der Teilnehmer aus, jedoch ist dies aus meiner Sicht nicht ausreichend, um den hartnäckigen Nikotintyrannen wirksam zu besiegen. Die Chance, wieder rückfällig zu werden, ist einfach zu groß. Ihr Gehirn wurde durch die jahrelange Qualmerei derart umprogrammiert, dass Sie das Rauchen als eine Form von Belohnung empfinden. Das geschädigte Programm in Ihrer „Schaltzentrale" lässt sich aber nicht mal eben, vergleichsweise per Maus-Klick, mit einem „virenfreien" Programm überschreiben. Für einen nachhaltigen (lebenslangen) Rauchausstieg benötigt ein nikotinabhängiger Mensch deshalb in der Vorbereitungs- und Durchhaltephase ausreichend Zeit, Motivation und viel mentale Unterstützung.

In diesem Buch geht es deshalb um die Kombination zwischen einer intensiven Aufklärungs- und Motivationsphase für Ihre mentale Vorbereitung zum Rauchstopp sowie einer vertrauensvollen und stärkenden Internet-Begleitung. Nur so kann Ihr, an Nikotinsucht erkranktes Unterbewusstsein dauerhaft gesunden und wieder sinnvoll zu Ihren Diensten sein.

NUTZEN SIE EINFACH DAS VOLLE PROGRAMM.

Wie Sie wissen, gibt es etliche Methoden, sich das Rauchen abzugewöhnen. Davon sind die einen mehr, die anderen weniger effektiv. Ich bin fest davon überzeugt, eine Methode allein, zum Beispiel nur das Nichtraucherseminar, lediglich die Akupunktur oder ausschließlich die Hypnose, reicht nicht unbedingt aus, um Sie dauerhaft zum Nichtraucher zu machen. Warum sollten Sie aufgrund der Vielfalt der gebotenen Möglichkeiten lediglich auf nur eine Methode (zum Beispiel dieses Buch) setzen? Der Königsweg des effektiven Rauchstopps ist eine Kombination von verschiedenen Methoden, damit Sie garantiert nicht wieder rückfällig werden.

Wenn die körperlichen Entgiftungssymptome unerträglich für Sie werden, können Sie sich bei Bedarf den Entzug mit Nikotinpflastern, Kaugummis, Sprays o. Ä. erheblich erleichtern. Lassen Sie sich aber bitte hierzu auf alle Fälle von einem Arzt oder Apotheker durchchecken und beraten.

DAS PERFEKTE AUSSTIEGSPROGRAMM AUS DER DROGE NIKOTIN BASIERT AUF MEHREREN PLATTFORMEN.

Sehr sinnvoll und ergänzend zur Unterstützung der Motivationstechniken in diesem Buch sind insbesondere folgende begleitende Maßnahmen:

▶ **Achtsamkeitstraining** zur Schärfung Ihrer Sinne und Stärkung Ihres Unterbewusstseins sowie Ihrer Willenskraft

▶ **Autosuggestion** zur Unterstützung Ihrer Zielstrebigkeit, Ihrer Motivation und Ihres Durchhaltevermögens.

Die Motivationspsychologie in diesem Buch hat bei der Vorbereitung auf den Rauchausstieg absolute Priorität. Aber nur diese Lektüre allein sollte nicht der einzige Motivator sein, um Ihre Willenskraft und Nervenstärke für die Entwöhnungsphase nachhaltig zu erhöhen. Dieser Ratgeber ist deshalb auch intensiv mit einem wirkungsvollen Web- und Audio-basierten Ausstiegsprogramm verknüpft.

IHRE ZUVERLÄSSIGE UNTERSTÜTZUNG AUF FACEBOOK.

Ihnen stehen auf Facebook zwei Gruppen zur Verfügung:

► *Ich will Nichtraucher werden* für Ihre Vorbereitungsphase
► *Rauchfrei für immer – Nichtraucher ohne Stress* als ein großes Nachbetreuungsforum für Exraucher.

Es sind sehr effektive Gruppen von Gleichgesinnten, die sich gegenseitig unterstützen, motivieren, Mut machen und auf den neuesten Stand bringen. Beide Foren bilden die optimale Community zum Durchhalten Ihrer mehrwöchigen Entwöhnungsphase nach dem Rauchstopp. Sie tauschen sich dort zu relevanten Themen, wie beispielsweise die Gewichtskontrolle, Entzugserscheinungen oder Rauchalternativen aus. Darüber hinaus erhalten Sie in den Gruppen von mittlerweile über 3.000 Mitgliedern viel Halt und Zuspruch in Ihren schwierigeren Phasen.

GENUG GERAUCHT - DAS HÖRBUCH
ZUR BESTEN ENTSCHEIDUNG IHRES LEBENS.

GENUG GERAUCHT (Nichtraucher to go) ist ein mentaler Ratgeber in Form eines Hörbuches, welches Sie sich als Download auf der Internetseite *www.genug-geraucht.de* oder bei *Amazon* herunterladen können. Das Besondere an *Nichtraucher to go* ist, dass Sie das Audio-Format neben dem Lesen dieses Buches überall, zu jeder Zeit und so oft Sie wollen hören und wiederholen können. Ob im Auto, im Zug, beim Sport oder im Wartezimmer, das mentale Training garantiert Ihnen zusätzlich höchste Motivation vor Ihrem Rauchausstieg und danach.

NICHTRAUCHER TO STAY –
EIN MEDITATIVES INTENSIVTRAINING.

Das meiste unseres täglichen Handelns wird durch unbewusste Impulse gesteuert. Wir müssen dafür nichts tun. Sie sind einfach da und arbeiten für uns, ohne dass wir uns ihrer bewusst werden. Dieser ungeheure Schatz an instinktivem Wissen steht uns bei Bedarf jederzeit zur Verfügung. Das gilt selbstverständlich auch für Bewältigung Ihrer Nikotinsucht. Aber es offenbart sich uns nicht einfach, ohne dass wir etwas dafür tun. Die Autosuggestion (Selbsthypnose) ist deshalb eine äußerst wirksame Technik, Ihren Geist und Ihren Körper zu entspannen. Sobald Sie Zugang zu Ihrem unbewussten Denksystem finden, eröffnen sich Ihnen ungeahnte Möglichkeiten und Fähigkeiten. Dabei sind Sie aber zu keiner Zeit geistig weggetreten. Ganz im Gegenteil. Ihr Sinne sind dauerhaft geschärft und konzentriert auf das, was Ihnen mitgeteilt wird.

Zusätzlich zum Motivations- und Durchhalte-Training vor Ihrem Rauchstopp und der anschließenden Entwöhnungsphase, halte ich die begleitende Methodik der Autosuggestion für ideal, um nachhaltig rauchfrei zu sein und es zu bleiben. Die Selbsthypnose ist optimal dafür geeignet, Ihre Selbstheilungskräfte zu aktivieren und die Gründe, warum Sie nicht mehr rauchen zu vertiefen. Das bedeutet konkret, positive Glaubens- bzw. Leitsätze werden unumstößlich in Ihrem Denken und Handeln verankert.

NICHTRAUCHER TO STAY.

Viele Menschen haben nicht die Zeit und auch nicht die finanziellen Mittel, eine Hypnosetherapie zu besuchen. Es geht aber auch anders. Damit Sie Ihren Rauchausstieg gelassen, ohne Schweißausbrüche, Übelkeit oder emotionale Achterbahnfahrten gut erträglich in den Griff bekommen, erhalten Sie auf der Website *www.genug-geraucht.de* zusätzlich zu diesem Buch eine hypnosetherapeutische Audio-Unterstützung. *Nichtraucher to stay* behandelt Ihren Rauchausstieg von innen heraus und ist deshalb äußerst effektiv. Insbesondere in den ersten drei Wochen vor dem Rauchausstieg ist das autosuggestive Training mittels der Selbsthypnose sehr empfehlenswert. Dafür begeben wir uns gemeinsam auf eine Reise in Ihr Unterbewusstsein, um dort falsche, lebensbedrohliche Denkprozesse für das Rauchen zu deaktivieren und sie gegen die richtigen, heilsamen Botschaften auszutauschen.

Ausgelöst durch den neuen positiven Denkprozess geben Sie einfach und unbeschwert den inneren Kampf mit Ihrem bösartigen Nikotintyrannen auf. Das macht es Ihnen schließlich leicht, den Stopp-Buzzer zu drücken und mit dem Rauchen für immer aufzuhören.

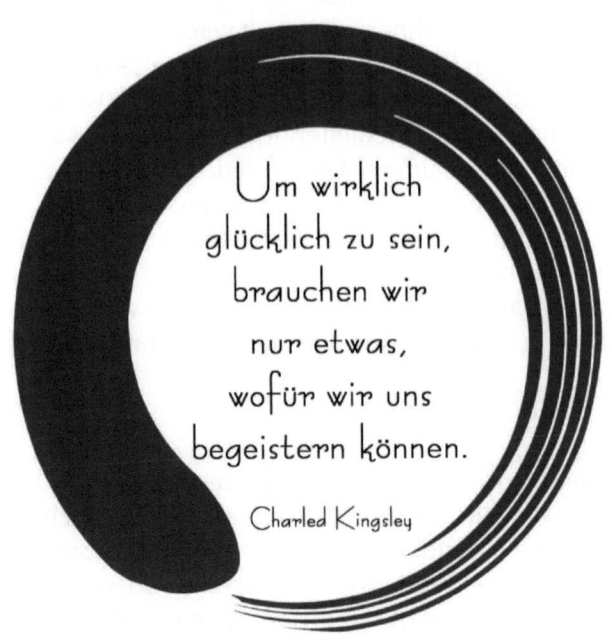

Um wirklich glücklich zu sein, brauchen wir nur etwas, wofür wir uns begeistern können.

Charled Kingsley

Kapitel 2

Rauchen ist nicht allein Ihre Schuld.

Die fiese Strategie des Apfels vom Baum der Erkenntnis.

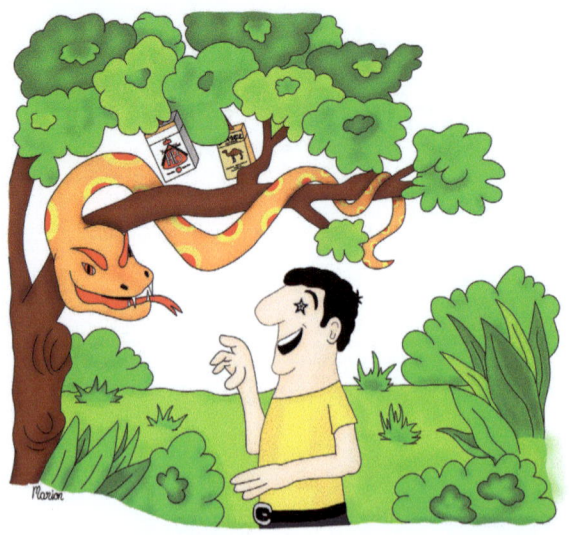

Wenn Sie sich fragen, wie, zum Teufel, bin ich eigentlich in diesen Schlamassel geraten, dann gibt es leider nur eine bedauerliche Antwort: Sie wurden in jungen Jahren zum Rauchen verführt und massiv getäuscht. Ihnen wurde sinnbildlich der gefährliche Paradiesapfel schmackhaft gemacht. Sie konnten, wie in der Geschichte von Adam und Eva im Paradies, der verbotenen teuflischen Frucht nicht widerstehen. Die Strafe für die Versuchung, vom Nikotin zu kosten, ist die grauenhafte Sucht, für die Sie bis heute finanziell, mit Ihrer Freiheit und Ihrer Gesundheit bezahlen. Aber bitte reden Sie sich nicht ein, dass das Rauchen allein Ihre Schuld ist, denn im Gegensatz zu den Stammeltern Adam und Eva waren Sie aller Wahrscheinlichkeit noch sehr jung und unerfahren, als Sie (zum Rauchen) verführt wurden.

NIKOTIN WIRD ZUR GELIEBTEN BELOHNUNG.
RAUCHEN WIRD ZUR LEIDENSCHAFTLICHEN SUCHT.

Unser junger Geist signalisierte uns zu Beginn unserer Raucherkarriere, Zigaretten schmecken zwar überhaupt nicht, aber du fühlst dich mit ihnen erwachsen, weiblich bzw. männlich. Sie beruhigen dich sogar, falls du nervös, beziehungsweise gestresst bist oder Angst verspürst. Das Gehirn speicherte die Erinnerung als vermeintlich nützlich ab, damit der Vorgang des Rauchens möglichst zwang- und dauerhaft wiederholt wird. Schmacht? Rauchen! Herrlich! Danke! Vorgang wiederholen! Die Nächste! Und so ist das Rauchen ab jetzt die gedankliche Dauerschleife im Kopf des jungen Rauchers und damit der Startschuss für ein jahrzehntelanges, selbst auferlegtes Leiden. Das nennt man den belohnungsorientierten Lernprozess und er funktioniert so:

Auslöser – Verhalten – Belohnung – Wiederholung

Die Aufforderung unseres Gehirns lautete also: „Präge dir ein, was eine Zigarette ist, was sie aus dir macht und wo du sie herbekommst. Wenn du das nicht tust, dann hast du definitiv ein Problem." Unser Oberstübchen besitzt die außerordentliche Fähigkeit, kreativ zu denken und wendet diese alte evolutionäre Methode nicht nur auf Süßigkeiten, sondern auch auf das Rauchen von Zigaretten an. Statt uns vor den Gefahren rechtzeitig zu warnen, lässt uns unser süchtiges Unterbewusstsein heimtückisch ins Messer laufen. So wird es zum fatalen Nachteil für den Raucher, wenn der Nikotintyrann versucht, ihn zum falschen oder ungesunden Handeln zu überlisten. Immer, wenn eine Belohnung winkt – beim Rauchen ist es das Inhalieren von Nikotin samt den gefährlichen Giften – nutzt das Unterbewusstsein zwanghaft diese gefährliche Methode, um unbedingt seinen heiß ersehnten Nikotinkick zu erhalten. Die bedrohlichen Schad- oder Suchtstoffe beim Inhalieren sind unserer „vernebelten" Schaltzentrale dabei vollkommen egal. Hauptsache das Rauchen tut gut und entspannt. Auf diese Weise wird in unserem Kopf der Rauchkreislauf dauerhaft als eine gute und richtige Sache manifestiert.

EIN COOLER RAUCHER ZU WERDEN WAR HARTE ARBEIT.

Warum? Ganz einfach. Sie schmeckte grauenhaft und wenn ihr Rauch in die Lunge gelangte, war zudem noch ein atemraubender und schmerzhafter Hustenanfall garantiert. Die Unverzichtbarkeit des Tabaks bis hin zur Gehirnwäsche „Alles halb so schlimm", haben wir uns alle hart erarbeitet, denn die ersten Zigaretten waren doch in Wahrheit der blanke Horror.

Wir erinnern uns: Zunächst wurden Zigaretten vorsichtig und eher skeptisch gepafft. Tagelang. Wochenlang. Sie schmeckten ekelhaft bitter und der starke Tabak reizte die Schleimhäute ganz fürchterlich. Uns wurde regelmäßig schwindelig und übel. Hin und wieder gelangte mit einem falschen Atemzug Rauch in die jungen Lungen und wir husteten uns fast die Seele aus dem Leib. Dabei klopften uns bereits erfahrenere Raucher verständlich lächelnd und augenzwinkernd auf den Rücken mit der Bemerkung: „Da musst du durch. Aber komm, hey, das wird schon."

ALLE WOLLTEN ES EIGENTLICH NUR MAL AUSPROBIEREN.

Erinnern Sie sich noch an Ihre erste Zigarette? Wie auch immer Sie zu ihr geführt wurden, sei es heimlich aus der Schachtel des Vaters, aus der Handtasche der Mutter, dem Schreibtisch des älteren Bruders oder von einem Freund auf der Kellertreppe im Hinterhof, es war schon aufregend und irgendwie auch konspirativ. Vielleicht haben Sie sich auch in Ihrem jugendlichen Leichtsinn von Ihrem Taschengeld Ihre erste Schachtel am Kiosk gekauft. Sicherlich hat bezüglich des Rauchens jeder Einzelne von uns seine eigenen, speziellen Erfahrungen gemacht. Generell darf man jedoch behaupten: Die erste Fluppe schmeckte grauenvoll. Ich kenne jedenfalls niemanden, der bei seiner ersten Zigarette voll Überzeugung gesagt hat: „Wow! Rauchen! Ist das toll! Schmeckt die Zigarette klasse. Ich rauche jetzt total gerne für den Rest meines Lebens!"

Wir alle waren uns damals als „Noch-Nichtraucher" nicht sicher, ob die Qualmerei auf Dauer super cool ist oder ob man es doch lieber besser sein lassen sollte. Warum müsste man sich diese Dinger Tag für Tag ins Gesicht schießen, Husten, Schwindelanfälle und Atemnot überstehen und dafür auch noch ein Heidengeld bezahlen? Andererseits, musste hier nicht auch eine Mutprobe bestanden werden? War es nicht cool? Bestand nicht auch die Schmach, als Nichtraucher aus der geliebten Gruppe seiner rauchenden Freunde ausgeschlossen zu werden? Hatte die Werbung auf den Plakaten uns Jugendliche nicht „wer raucht, ist erwachsen" suggeriert?

Wer die verhängnisvollen Zigaretten damals dabei hatte, kann ich nicht mehr sagen. Sie waren einfach da und wir nahmen die Gelegenheit wahr, heimlich unsere ersten Zigaretten zu rauchen. Es war offensichtlich viel cooler, ein Held zu sein, mitzuspielen und sich auch eine anzuzünden. Waren Raucher nicht einfach lockerer, geselliger und überhaupt viel sympathischer, als diese spießigen Nichtraucher? Wir jedenfalls waren zu jener Zeit absolut davon überzeugt: Nichtraucher sein war langweilig, peinlich und blöd. Das war einer der großen, ersten Fehleinschätzungen unseres Lebens, wie sich kurze Zeit später herausstellte. Schon bald zelebrierten wir das Rauchen regelrecht. Wir fühlten uns dabei mal so erwachsen, wie Winnetou und

Old Shatterhand beim Rauchen der Friedenspfeife oder so cool und männlich, wie Clint Eastwood mit Glimmstängel im Italo-Western. Wenn die Großen schon so versessen darauf waren, wenn dafür teure Werbung gemacht wurde, wenn es so viele taten, wenn die Menschen es als Genuss und Entspannung empfanden, wenn die Helden im Kino und auf Plakaten qualmten, kurzum, wenn es doch aus unserer Sicht als Jugendliche richtig und begründet war, warum, in Gottes Namen, sollte das Rauchen etwas Schlimmes sein?

NIEMAND ENTSCHEIDET SICH BEI SEINER ERSTEN ZIGARETTE EIN LEBENSLANGER RAUCHER ZU WERDEN.

Zu Beginn redete ich mir ein, ich könne schließlich jederzeit wieder damit aufhören, was sich, wie ich natürlich bereits nach kurzer Zeit feststellte, als entsetzlich dummer und folgenschwerer Fehlschluss erwies. So unterschätzte natürlich auch ich in jungen Jahren das gefährliche Risiko und schon einige Wochen später hatten wir dieses zwanghafte Gefühl, die Zigarette sei ganz einfach unverzichtbar. Plötzlich rauchten wir alle gerne (!). Das war in der Tat ein sehr teurer Preis, um sich erwachsen, oder je nachdem männlich oder weiblich zu fühlen.

Das Risiko, daran zu sterben, hielt ich allerdings für äußerst gering, denn ich war ja noch jung. Tod? Schwere Krankheiten? Nein, nein, in ganz weiter Ferne. Schließlich lag das Leben ja noch vor mir. Erst einmal dazu gehören und kein Spielverderber sein, dann sehen wir weiter. Und warum sollte das Rauchen nur für die Erwachsenen vorbehalten sein? Für uns jugendliche „Testraucher" endete hier der klägliche Versuch, noch einmal mit einem blauen Auge davonzukommen. Andere Glücklichere schafften es, sich der Gefahr gar nicht erst auszuliefern. Ihnen war der Preis, nämlich dem, der Zigaretten zum einen und zum anderen, sich die Gesundheit mit diesem Dreckszeug zu ruinieren, für die vermeintliche Coolness, dem Erwachsensein und dem Chill-Faktor ganz einfach zu hoch. Dummer- und ärgerlicherweise zählten wir nicht zu diesen klugen Gewinnern. So verfielen wir der Droge Nikotin und dieser „coolen Haptik", eine giftige Zigarette zwischen teergelben Fingerspitzen zu halten, um anschließend Jahrzehnte lang nicht mehr davon loszukommen.

SCHON BALD RAUCHTEN WIR GERNE,
ABER ES MUSSTE UNBEDINGT GEHEIM BLEIBEN.

Wenn wir nach Hause kamen, hielten wir drei Meter Abstand zu unseren Eltern, damit die ja *keinen Wind* bekamen, von dem, was wir Ihnen verheimlichten oder wonach wir rochen. Das funktionierte natürlich auf die Dauer überhaupt nicht und über kurz oder lang rochen die enttäuschten Eltern Lunte. Ja. Wir hatten uns die Unverzichtbarkeit von Zigaretten wirklich hart erkämpft. Schon bald gerieten wir in die erbarmungslosen Fänge des widerwärtigen Nikotins und schätzten den ideellen Wert der Zigaretten ungleich höher ein, als wir es zuvor jemals getan hätten.
Es war wie verhext. Innerhalb kürzester Zeit wurden wir abhängig von der riskanten Mega-Droge Nikotin und kamen einfach nicht mehr davon los. Obwohl wir bereits wussten, dass wir mit dem Denkfehler, Rauchen sei etwas Tolles, eine idiotische Entscheidung getroffen hatten, verteidigen wir aber die falschen Gründe unser ganzes, jämmerliches Raucherleben. Hätten wir damals lieber mal unsere unausgesprochene Befürchtung besser hinterfragt. Mit einer kritischen Betrachtung all der Raucher in unserem Umfeld und der Werbung sowie der Erhältlichkeit von giftigen Zigaretten an jeder Straßenecke hätten wir ganz sicher nicht mit diesem halsbrecherischen Wahnsinn begonnen.

WENN KINDER ZU SCHNORRERN WERDEN.

Nehmen wir an, Sie waren ein Kind der Achtziger und Ihr Taschengeld als Schülerin oder Schüler betrug seinerzeit monatlich um die 50 DM. Die Schachtel mit 20 Zigaretten kostete Sie damals auch schon satte vier Mark. Selbst, wenn Sie sich nur alle zwei Tage eine Packung besorgt hätten, Sie wären mit dem zur Verfügung stehenden Geld, gar nicht ausgekommen. Natürlich gab es auch Tabak und Blättchen zum Selbstdrehen, aber, wie wir wissen, billig war das Zigarettenstopfen auch nicht gerade.

Aufgrund der ständigen Kippenknappheit litten wir häufig unter Nikotinentzug mit der Folge, dass wir uns auf die Suche nach Leuten machten, die noch etwas von dem Zeug übrighatten. Dieses peinliche und jämmerliche Betteln nach Fluppen nennt man bis heute Schnorren. Wenn ein Schüler oder Auszubildender raucht, dann kostet ihn das wahrlich ein Vermögen, gemessen an dem, ihm zur Verfügung stehenden Geld. So absurd es ist, die Knappheit an Zigaretten macht das Zeug für Kinder und Jugendliche noch sehr viel wertvoller, als es für einen Raucher überhaupt schon ist.

IST ES TEUER? DANN IST ES GARANTIERT WERTVOLL.

Die Illusion, dass das Rauchen etwas Gutes und Erwachsenes sei, der unverhältnismäßig hohe Preis und die daraus resultierende Knappheit sowie die kolossale Nikotinabhängigkeit, machen das Produkt Tabak für Jugendliche so wertvoll und unentbehrlich. Unter dem sich daraus ergebenden dauernden Entzug leiden insbesondere jüngere, nikotinsüchtige Menschen, die nicht über genug finanzielle Mittel verfügen. Viele quälen sich nicht nur, weil sie häufig Entzugserscheinungen haben, sondern auch, weil sie ständig blank sind und deshalb bei anderen Zigaretten schmarotzen müssen. All diese bedauerlichen und elenden Umstände führen jedoch nicht dazu, das Rauchen einfach wieder aufgeben zu können. So haben die Geschäftemacher der Tabakbranche ein leichtes Spiel und den jugendlichen Raucher fest im Griff.

WIE KINDER ZU LÜGNERN WERDEN.

Nach kurzer Zeit des Drogenkonsums Zigarette gehörte sie bei mir zunächst heimlich in den Alltag meiner jungen Raucherkarriere. Erst waren es zwei oder drei, dann fünf, dann zehn und dann mehr. Irgendwann kam der Tag, an dem mich meine Mutter in der Küche fragte: „Junge! Hast du etwa geraucht?" Um mein Geheimnis zu wahren, griff ich zur Notlüge. Wie aus der Pistole geschossen erwiderte ich: „Wie kommst du denn darauf? Nein, natürlich nicht." Ich weiß bis heute, wie enttäuscht und traurig meine Mutter darüber war und das nicht nur, weil ich sie belogen hatte.
Ja. Die Zigarettenwerbung mag für erwachsene Zielgruppen bestimmt sein, aber genau das wollen Jugendliche ja sein: Erwachsen, weiblich oder männlich. So absurd es klingt, als Kinder und Jugendliche werden wir vom Tabak gezielt abhängig gemacht. Minderjährige begehen mit dem Rauchen sogar eine strafbare Handlung und werden darüber hinaus durch die Sucht zum Verheimlichen und zum Lügen gebracht. Sie verstecken und vertuschen das Rauchen, bis sie nach kaltem Zigarettenqualm stinkend oder auf frischer Tat ertappt werden. Das ist leider die peinliche und traurige Wahrheit.

LEGALER DROGENHANDEL. WAS WÄRE WENN?

Angenommen, der Konsum von Kokain oder Heroin wäre hierzulande legal und dieselben Werbetechniken würden für diese Drogen angewendet. Wären wir dann auch Helden, wenn wir uns Heroin spritzen? Wären wir Individualisten, wenn wir Kokain konsumieren? Wären wir frei, unabhängig und coole Abenteurer, wenn wir derlei Art von Drogen nehmen würden? Die Antwort lautet selbstverständlich: Nein, ganz bestimmt nicht. Ich behaupte sogar: Würden Zigaretten heute erfunden werden, nur äußerst spezielle Randfiguren der Gesellschaft kämen auf die absurde Idee, sich den lebensgefährlichen Dreck ins Gesicht zu stecken, ihn anzuzünden und den giftigen Verbrennungsrauch auch noch zu inhalieren. Das Nikotinmonster in Ihnen zuckt jetzt vielleicht. Man kann doch Nikotin nicht mit Kokain oder Heroin vergleichen. Leider doch. Die Experten der heutigen Suchtmedizin setzen Nikotin, gemessen an der schnellen Abhängigkeit und dem schweren Entzug, mit Kokain und Heroin gleich.

Mal ehrlich: Halten Sie es heute mit dem Wissen um die Gefahren des Rauchens für sinnvoll, die unwichtigste Sache der Welt auch noch zu unterstützen oder schlimmer noch, sie weiter fortzuführen, nur weil sie legal ist? Nur die Gehirnwäsche der Werbung sowie die in Zigaretten verkaufte Droge Nikotin, haben es bewirkt, dass Sie bereits als junger Mensch süchtig wurden. Wären Sie Nichtraucher, dann würden Sie die Werbung bestenfalls unterhaltsam finden. Sie würden aber deshalb ganz bestimmt nicht zum Raucher werden.

GEZIELTE ABSICHT?

Bei Kindern und Jugendlichen haben wir es mit Menschen zu tun, die für Zigarettenwerbung weit empfänglicher sind, als erwachsene Nichtraucher. Denn für sie wird die Werbung ja genauso in den Straßen oder am Kiosk veröffentlicht, wie für die erwachsenen Raucher. Solange Sie also selbst rauchen, jeden Tag fünf bis sieben Euro dafür bezahlen, im Jahr also rund 2.000 bis 2.500 Euro ausgeben, bezahlen Sie auch dafür, dass diese Werbung existiert und wirklich jeder, ob Kind, Jugendlicher oder Erwachsener, sie sehen und verinnerlichen kann.

Natürlich können Sie sagen: „Was soll's, das ist ja eh nur ein Tropfen auf den heißen Stein. Werbung wird es immer geben, ob ich jetzt rauche oder nicht." Das mag, so betrachtet, richtig sein. Sollten Sie es aber einmal von einer anderen Warte aus betrachten, nämlich der, mit gutem Beispiel voranzugehen und den jungen Menschen ein Vorbild zu sein, dann ist das doch einer der besten Gründe, mit dem Rauchen Schluss zu machen. Finden Sie nicht?

ZURÜCK INS WAHRE LEBEN.

Die Welt des Rauchers ist in der Tat alles andere als paradiesische Freiheit. Sie ist vielmehr die Hölle der Sklaverei. Da Sie, verehrte Lese-

TIPP

▶ Trennen Sie sich von der Vorstellung, dass das Rauchen allein Ihre Schuld ist. Suchen Sie auch die Schuld auch bei denen, die Sie in jungen Jahren zum Rauchen verführt haben.

▶ Finden Sie darüber hinaus die Verantwortung bei denen, die es immer noch zulassen, dass Tabakwaren nach wie vor legal verkäuflich sind.

▶ Verabschieden Sie sich von fragwürdigen Werbeversprechen der Zigarettenkonzerne und von der Überzeugung, dass die Zigarette etwas hat, dass Sie besonders cool, individuell und frei wirken lässt.

▶ Beabsichtigen Sie, von ganzem Herzen für die Kinder ein Vorbild zu sein, indem Sie schon bald für immer mit dem Rauchen aufhören.

rin und verehrter Leser, aber ein Nichtraucher werden wollen, sind Sie bereits auf dem besten Weg raus aus dem Abgrund, zurück in eine freie und gesunde Welt. Es muss jetzt nur noch der fiese Nikotinteufel erledigt werden, der Ihnen derzeit so lästig im Weg steht. Aber das schaffen Sie schon.

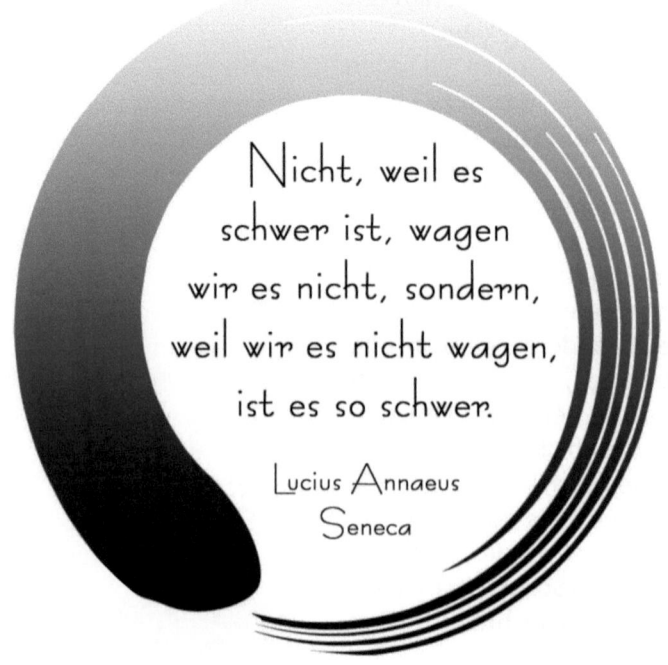

Nicht, weil es schwer ist, wagen wir es nicht, sondern, weil wir es nicht wagen, ist es so schwer.

Lucius Annaeus Seneca

Ich rauche, lass du es aber sein.

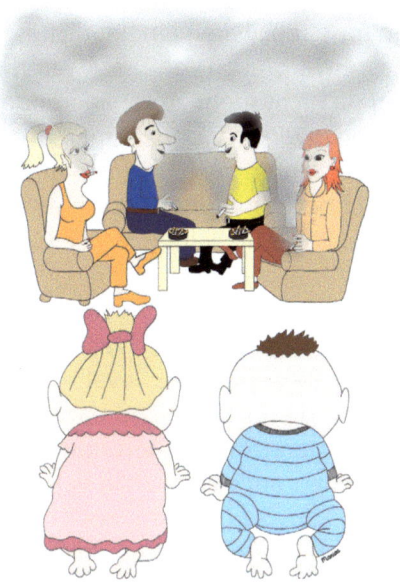

DER SCHAUERLICHE NEBEL DES GRAUENS VON EINST.

Wie die meisten Eltern in den 70er Jahren waren mein Vater und meine Mutter ebenfalls starke und überzeugte Raucher. In dieser Zeit wuchs ich als Jugendlicher heran und bekam, wie so viele andere Kinder ihrer Zeit, gemeinsam mit meinen älteren Geschwistern das volle Zwangsprogramm des Passivrauchens geliefert. Damals qualmten fast alle Menschen um uns herum und diese fürchterliche, aus heutiger Sicht fast geisterhafte Szenerie von blauen Nikotinrauchschwaden unter der Decke war zu jener Zeit ganz selbstverständlich. Miefender Tabakqualm durchzog unser Wohnzimmer, in dem sich mindestens zwei Erwachsene und drei Kinder regelmäßig aufhielten. Unsere Mutter war selbstverständlich eine reinliche

Frau und der Haushalt war ansonsten picobello, aber trotzdem: Gelbe Gardinen, die ständig in die Reinigung gingen und Raufasertapeten, die jedes Jahr neu gestrichen werden mussten, waren ein deutliches Indiz für den täglichen Massenverbrauch von Tabakwaren. Der Teppich wies hier und da nicht mehr zu reparierende Zigarettenbrandlöcher von diversen Wohnzimmerpartys auf, wie sie eben in den 70er Jahren auch bei meinen Eltern stattfanden. Die Aschenbecher wurden regelmäßig geleert und gesäubert, sodass der Mülleimer in der Küche eigentlich täglich nach kalter Asche roch.

Ich erinnere mich noch an die Fingerspitzen des rechten Zeige- und Mittelfingers meines Vaters. Sie waren gelb vom Teer der Zigarettenmarke „Reval". (Ich rauchte übrigens später auch dieses Kraut und hatte dasselbe Problem). Filterlose Zigaretten machen nun mal sehr schnell gelbe Fingerkuppen, auch wenn man sich die Hände noch so oft wäscht. Kaum zu glauben, aber bis heute laufen noch eine Menge eingefleischte „Ohne-Filter-Raucher" mit einem offensichtlichen Hang zum Selbstmord und demselben „Gelbfingerproblem" herum. Man darf sich gar ausmalen, dass die Lunge ja mindestens genauso aussieht.

HIGHWAY TO HELL.

So saßen wir drei Kinder oft mit gelblich-grünen Gesichtern und üblen Magenbeschwerden auf dem Rücksitz unseres Ford Taunus, während uns die Erwachsenen bei häufig noch geschlossenen Fenstern vormachten, wie herrlich es doch ist, während der Fahrt ins Grüne lässig und entspannt eine nach der anderen zu qualmen.

Ich erinner ich mich an eine gemeinsame Urlaubsfahrt mit der ganzen Familie zu fünft in besagtem Ford auf dem Weg nach Spanien. Auf der Reise kam es nicht selten vor, dass mein Vater plötzlich anhalten musste, weil uns speiübel wurde und im allerletzten Moment ein Missgeschick noch verhindert werden konnte. Näher möchte ich diese unappetitliche Situation gar nicht beschreiben. Ich weiß nur, es war schlicht grauenhaft, in einem ständig zugequalmten Wagen 2.000 Kilometer gen Süden und retour zu fahren. Allerdings muss man aus heutiger Sicht den Erwachsenen von früher eines zugutehalten: Kaum einer sprach in der Zeit über das Passivrauchen, geschweige denn darüber, wie gesundheitsschädlich es ist.

HÄTTE ICH DOCH NIEMALS DAMIT ANGEFANGEN!
LASS DU ES ABER SEIN!

Erkennen Sie die Schizophrenie? „Ja, all die Erwachsenen rauchen, lass` du es aber bitte sein" wurde uns Kindern immer wieder eingetrichtert. Gab es überzeugende Gründe, warum wir lieber nicht rauchen sollten? Bis auf: „Du bist noch viel zu jung" oder „Tu es nicht, sonst wächst du nicht" Fehlanzeige! Hinzu kam noch die überall präsente Werbung der Tabakindustrie, die uns bis heute weismachen will, dass Rauchen etwas Gutes sei, unser persönliches Image in der Gesellschaft bestätigt und uns cool, frei und erwachsen erscheinen lässt. Bingo! Genau das wollten wir doch als Jugendliche. Erwachsen sein! Tja, das war dann der armselige, bedauerliche Start in unsere erbärmliche und brandgefährliche Raucherkarriere.
Erwachsene generell, und speziell die Eltern sollten doch eigentlich mit gutem Beispiel vorangehen. Nichtraucher tun das, nur die Raucher leider nicht. Als Kinder und Jugendliche empfanden wir es wenig einleuchtend, von unseren rauchenden, erwachsenen Vorbildern unablässig zu hören: „Um Gottes Willen! Fang bloß nicht mit dem Rauchen an. Rauchen ist schädlich, es macht süchtig, stinkt und schmeckt eigentlich fürchterlich." Ganz zu schweigen davon, dass uns niemand erklären konnte, *wie* man wieder

davon wegkommt, wenn man einmal damit begonnen hat. Ja, na klar. Die waren ja selbst alle nikotinsüchtig. Wer erinnert sich nicht an die regelmäßige Bitte, für Papa oder Mama mal eben die Wunschmarke an der Getränkebude oder dem Zigarettenautomaten an der Ecke zu besorgen? Was zum Teufel haben die Erwachsenen damals von uns erwartet? Machten die sich etwa Sorgen um unsere Gesundheit? Machten die sich überhaupt irgendwelche Gedanken dazu, zum Beispiel, ob ihre Nikotinsucht uns ebenfalls den Weg in die Abhängigkeit ebnete? Aber wie schon erwähnt: Im Zweifel für den Angeklagten. Offensichtlich gab es damals zu wenig Aufklärung über die Gefahren des Rauchens. Fakt ist aber, rauchende Eltern machen sich bis heute gegenüber ihren Kindern unglaubwürdig, ja lächerlich, wenn sie den Zeigefinger gegen das Rauchen erheben.

Wir empfanden es damals jedenfalls alles andere, als überzeugend und aus besagten Gründen ungerecht. Wir wollten erwachsen sein und deshalb stand uns das coole Rauchen, diese Lässigkeit und der Genuss natürlich ebenfalls zu. Unsere qualmenden Vorbilder und die Werbung hatten ihre Wirkung nicht verfehlt. So dauerte es nicht lange, bis wir allmählich, heimlich, still und leise selbst zu Rauchern wurden.

TIPP

Bitte erinnern Sie sich. Stellen Sie sich Ihren Start in Ihre Raucherkarriere vor Ihrem geistigen Auge vor. Gehen Sie einmal in sich und versetzen Sie sich gedanklich in Ihre Jugendzeit, in der in Ihrem Umfeld geraucht wurde. Wer war das? Waren es Ihre Eltern, Verwandte, Freunde oder Bekannte? Versuchen Sie einmal herauszufinden, wo, wie und wann Sie Ihre ersten Zigaretten geraucht haben. Wer hat Sie Ihnen angeboten? War es eine Mutprobe? Fühlten Sie sich mit einer Zigarette lässig und erwachsen? Welche Marke rauchten Sie damals? Wie war die Werbung für diese Marke? War die Werbung männlich, war sie weiblich, damenhaft oder abenteuerlich, heldenhaft, vielleicht lustig oder individuell? Wie schmeckten Ihnen die ersten Zigaretten? Wie schnell wurden Sie damals davon abhängig? Waren Sie vielleicht ein Mitläufer und rauchten, weil es all die anderen taten?

Beantworten Sie sich bitte all diese Fragen ganz offen und ehrlich und finden Sie heraus, wie und warum Sie in Ihrer Jugend so sehr getäuscht wurden. Konzentrieren Sie sich dabei achtsam auf Ihre Gedanken und Gefühle. Das wird Ihnen mental helfen, viel leichter und überzeugter mit dem Rauchen Schluss zu machen.

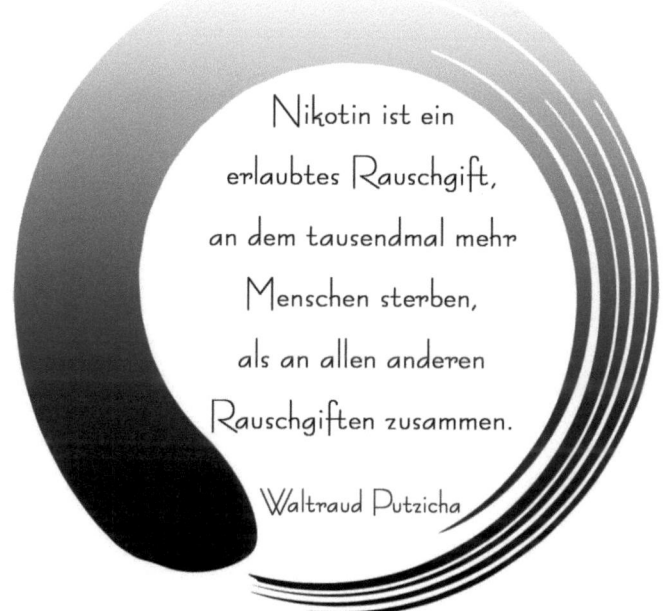

Nikotin ist ein erlaubtes Rauschgift, an dem tausendmal mehr Menschen sterben, als an allen anderen Rauschgiften zusammen.

Waltraud Putzicha

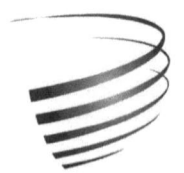

Eine riskante Gehirnwäsche.

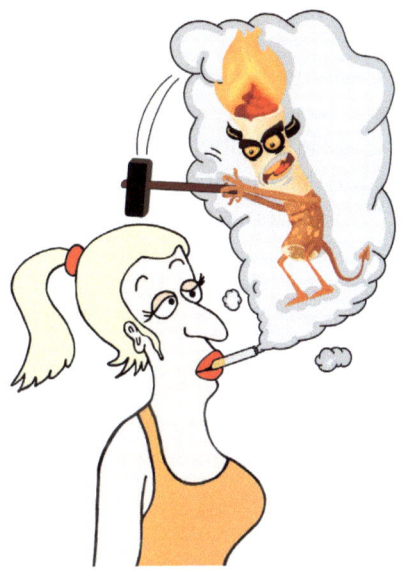

Würde das Rauchen, subjektiv betrachtet, keinerlei Vorteile bieten, dann gäbe es schon längst keine Raucher mehr. Stattdessen verteidigen wir es stets mit unzulässigen Behauptungen wie: „Rauchen ist ein Genuss", zum Beispiel nach dem Essen, beim Kaffee, beim Bier, beim Fernsehen, nach dem Sex etc. In meinen Seminaren bekomme ich zu Beginn von den Teilnehmern auf die Frage, was denn das Rauchen für Vorteile bietet, immer dieselben Antworten.

Hier ein paar Beispiele: „Rauchen ist sehr entspannend und gleichzeitig empfinde ich es als konzentrations- und leistungssteigernd." Oder: „Rauchen ist für mich eine angenehme Ablenkung, wenn ich mich langweile." Beliebt ist auch die Behauptung: „Rauchen erleichtert mir den Kontakt zu anderen." Viele sind der Meinung: „Anstelle etwas zu essen, rauche ich eine Zigarette und habe danach überhaupt keinen Hunger mehr." Und nicht zuletzt: „Rauchen ist ein gebilligter Anlass, mal eine Arbeitspause einzulegen."

Solche Liebeserklärungen an das Rauchen machen es natürlich äußerst schwer, aus dem Hamsterrad der Sucht zu entkommen und die richtigen Entscheidungen und Maßnahmen für einen Rauchstopp zu treffen. Vielmehr hat die Aufdeckung der falschen und heuchlerischen Rauchargumente oberste Priorität, um den normalen und gesunden Denkprozess wieder in Gang zu setzen, auch wenn der Nikotintyrann in Ihnen noch so sehr darauf bedacht ist, die Tatsachen zu verdrehen.

So wie all die anderen Gründe, mit Rauchen Schluss zu machen, unterschätzen Raucher oft die Gefahr, durch Tabakkonsum, zum Beispiel an Lungenkrebs zu erkranken, deutlich geringer ein als Nichtraucher. Sie halten sich sogar oft für weniger gefährdet, als andere Raucher. Ihr absurdes Motto lautet: „Mir wird schon nichts passieren!" Gerne wird auch immer das Beispiel von steinalten Kettenrauchern (z. B. Altkanzler Helmut Schmidt oder Schauspielerin Catherine Deneuve) zitiert. Die Hälfte der Nikotinjunkies beruhigt sich mit der Annahme, Sport gleiche die meisten gefährlichen Nebenwirkungen aus. Viele Raucher sind der Ansicht, Lungenkrebs sei in erster Linie auf genetische Veranlagung zurückzuführen und entstehe unabhängig vom Rauchen. Verbreitet ist auch die Meinung, die zur Abschreckung gedachten Bilder auf den Ziga-

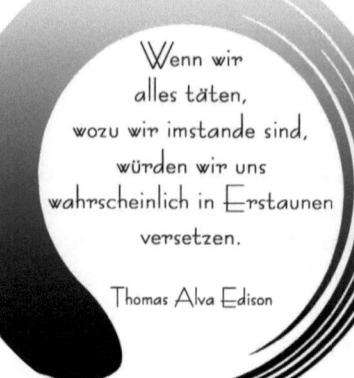

Wenn wir alles täten, wozu wir imstande sind, würden wir uns wahrscheinlich in Erstaunen versetzen.

Thomas Alva Edison

rettenpackungen seien völlig überzogen oder gar gefälscht. „Grober Unsinn", würden Ihnen die jährlich in Deutschland an Tabakkonsum gestorbenen etwa 140.000 armen Seelen bestätigen, wenn sie könnten. Schlussfolgerung von amerikanischen Wissenschaftlern in einer repräsentativen Studie: Raucher verharmlosen ihr Risiko, indem sie sich einreden, weitaus weniger gefährdet zu sein als andere. Es ist alarmierend, was die Gewohnheitsschleife Rauchen und die Gehirnwäsche an Verwirrung in den Köpfen ihrer Opfer erzeugen kann.

ALLE RAUCHER HABEN DIESES ABSURDE
HIN UND HER IN IHREM KOPF.

Auf der einen Seite empfindet der Raucher es als dreckig, abstoßend, stinkend und schmutzig, andererseits ist es seine Stütze, sein Freund, sein Halt oder seine Hilfe. Und dann gibt es ja diese Ausreden wie: „Morgen werde ich möglicherweise von einem Auto überfahren, da kann ich auch locker weiter rauchen" oder „Heute heißt es doch, von Allem bekommt man Krebs." Ausreden über Ausreden. An dieser Stelle möchte ich gerne auf eine Reihe von typischen Ausreden eingehen, die ein Raucher oder eine Raucherin immer wieder gerne anbringt, um das Qualmen sich selbst und anderen gegenüber zu verharmlosen bzw. zu verteidigen.

Rauchen erhöht die Konzentrationsfähigkeit erheblich.

Ja, schön wäre es. Aber leider ist das falsch. Diese Illusion glaubt ein Raucher nur aufgrund seines gesunkenen Nikotinpegels. In Wahrheit wird der Raucher von Minute zu Minute nervöser, gereizter und unkonzentrierter. Erst nachdem er eine Zigarette geraucht und die Nervosität und Reizbarkeit allmählich kurzfristig wieder abnimmt, empfindet der Raucher seine Konzentrationsfähigkeit als besonders hoch. In Wahrheit schneiden die Raucher im Vergleich zu den Nichtrauchern, was die Konzentration anbelangt, schlechter ab. Warum? Nun. Sie müssen zwanzigmal oder mehr am Tag den fürchterlichen Stress des Entzuges über sich ergehen lassen.

Es bringt doch irgendwann nichts mehr, mit dem Rauchen aufzuhören.

Wer so etwas sagt, der beglückt nur die Zigarettenindustrie. Bitte fallen Sie nicht auf den fiesen Trick von Schwarzmalern herein. Natürlich lohnt es sich immer und in jedem Alter, mit dem Rauchen aufzuhören. Die körperliche Sucht ist ja nach relativ kurzer Zeit schon vorbei und nach ein paar Wochen haben Sie das Schlimmste bereits überstanden. Die Geschmacksrezeptoren melden sich zurück. Sie riechen wieder mehr und fühlen sich sowohl gesünder, als auch fitter. Ihre Zuversicht und Ihr Selbstvertrauen erhöhen sich erheblich. Und natürlich haben Sie auch sehr viel mehr Geld in der Tasche. Spätestens nach sieben bis zehn Jahren ist Ihr Körper wieder gesund und vergleichbar mit dem eines Nichtrauchers. Es bringt also, sowohl körperlich, als auch mental in jedem Fall etwas, in jedem Alter mit dem Rauchen aufzuhören.

Raucher sind der Meinung, das Rauchen entspannt.

Leider nein, ganz im Gegenteil. Rauchen ist ein andauerndes Auf und Ab zwischen sinnloser Anspannung und Entspannung. Die Auswirkungen, die das Rauchen auf Ihren Blutdruck und Ihr Herz hat, ist alles andere als entspannend. Es ist deshalb purer Stress, sich täglich 20 bis 50 Zigaretten in den Körper zu schießen. Entspannt ist ein Raucher nur nach seiner Zigarette, weil sie die Entzugssymptome für kurze Zeit lindern. Es ist also genau umgekehrt: Sie sind leider gestresst *wegen* des Entzuges.

Passivraucher sind einfach nur außerordentlich empfindlich.

Nun, das mag durchaus bei dem Einen oder Anderen so sein, aber es ist und bleibt verständlich. Wenn Sie demnächst ein Nichtraucher sind, dann werden auch Sie wissen, wie unangenehm verrauchte Orte sind. Sie hätten größtes Verständnis für jeden Nichtraucher, dem es dann genauso geht wie Ihnen. Passivrauchen ist als gesundheitsschädigend nachgewiesen. Wo ein Rauchverbot besteht, hat ein Nichtraucher deshalb das Recht auf leibhaftigen Schutz. Ich persönlich versuche, die Orte, wo geraucht wird, zu meiden und bitte jeden Raucher, der in mein Haus kommt freundlich draußen zu rauchen. Ja, beiderseitiger Respekt sollte vorhanden sein. Dort, wo es erlaubt ist zu rauchen, sollte ein Nichtraucher selbstverständ-

TIPP

▶ Wenn Sie zwischendurch die Einsicht für Ihren Rauchstopp benötigen, dann lesen Sie sich Ihre Reise in die Zukunft einfach immer wieder mal durch. Es lohnt sich.

▶ Im Kapitel „Notfallapotheke" finden Sie außerdem die helfenden „65 Leitsätze für ein Leben ohne Zigarette".

▶ Machen Sie sich bitte bewusst, mit welchen falschen Behauptungen Sie sich von den Gefahren ablenken und das Rauchen schön reden.

▶ Bitte gestehen Sie sich ehrlich ein, dass der Nikotintyrann, aber auch alle Raucher um Sie herum, Ihren Kopf bezüglich des Rauchens völlig verdreht haben.

lich Raucher nicht missionieren. Umgekehrt müssen Nichtraucher aber auch nicht als empfindliche Schwächlinge diffamiert werden. Beiderseitiger Respekt der Privatsphäre ist wohl der Königsweg zwischen Rauchern und Nichtrauchern. Ich bin dazu bereit. Sie auch?

Die Zigarette schmeckt einfach.

Wenn Sie so ticken, wie die meisten Raucher, dann sind auch Sie der Meinung, dass die Zigarette „schmeckt". Und? Nach was denn? Behalten Sie doch den Rauch mal für 20 Sekunden in Ihrem Mund. Dort und im Nasenraum befinden sich Ihre Geschmacksrezeptoren. Die signalisieren Ihnen nur, dass der Rauch grauenhaft schmeckt. Was schmecken Sie sonst noch? Nichts, oder? Eine Zigarette schmeckt nicht. Es geht doch dem Nikotintyrannen überhaupt nicht um Geschmack, sondern um die Aufnahme des Nikotins über die Lunge. Das ist es, was Ihnen vermeintlich gut tut. Nach Tausenden von Zigaretten bedanken Sie sich einfach für den Nikotinnachschub, indem Sie der Zigarette einen „Geschmack" zusprechen. Wenn Sie aufhören zu rauchen, dann melden sich nach kurzer Zeit Ihre betäubten Geschmacksrezeptoren zurück und alles schmeckt wieder viel besser. Dann können Sie gerne über angenehmen Geschmack reden.

BEWÄHRTE, ABER FALSCHE WAHRHEITEN.

Das Rauchen wird ständig mit Einwänden und fadenscheinigen Gründen verteidigt, warum es so toll ist zu rauchen und warum man das Rauchen nie aufgeben sollte. Wenn Sie so ticken wie die meisten Raucher, dann haben Sie das Rauchen ebenfalls mit diesen oder ähnlichen Gründen verteidigt. Ich bin mir sicher, liebe Leserin und lieber Leser, Sie wollen von ganzem Herzen kein nikotinabhängiger Mensch mehr sein. Trennen Sie sich deshalb bitte geistig von allen falschen und hinterhältigen Argumenten, die das Rauchen unnachgiebig verteidigen. Ersetzen Sie diese armseligen Behauptungen mit positiven Leitsätzen, also mit guten Gründen für ein Leben ohne Zigaretten. Das ist einer der wesentlichen Kernelemente für Ihren langfristigen Erfolg, ein Nichtraucher zu werden und zu bleiben.

Die Hauptsache ist doch, Sie rauchen nicht mehr. Ansonsten kann das Nikotinmonster doch noch so absurde Behauptungen aufstellen. Es stirbt, wenn Sie es nicht mehr mit Nikotin füttern. Und behandeln Sie es bitte nicht, wie Ihren Freund, denn das ist der üble Tyrann ganz sicher nicht.

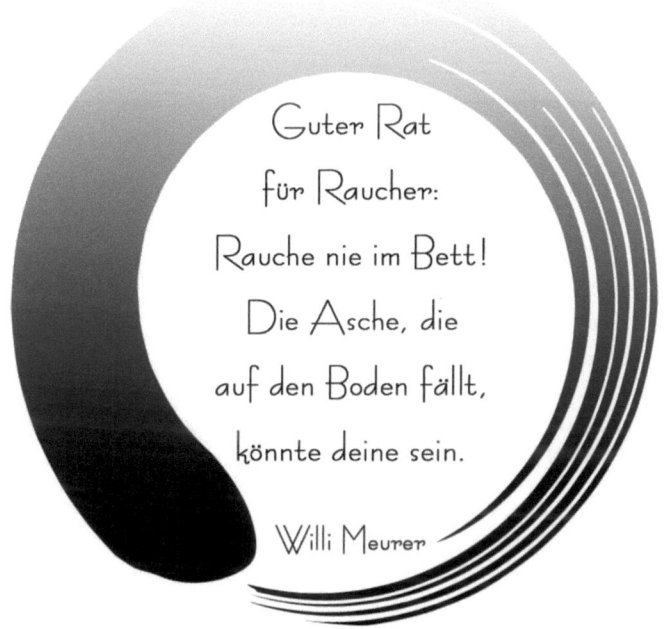

Guter Rat
für Raucher:
Rauche nie im Bett!
Die Asche, die
auf den Boden fällt,
könnte deine sein.

Willi Meurer

Die zuverlässige menschliche Dampfmaschine.

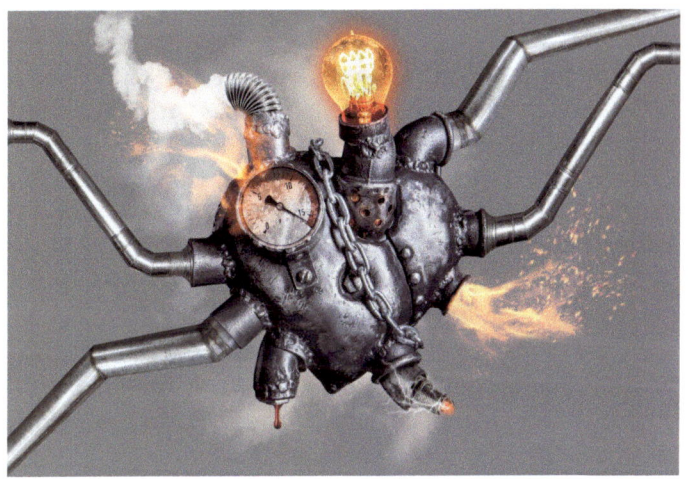

Der Leistungsdruck in unserer schnelllebigen Zeit ist enorm hoch. Oft ist es die unangenehme Angst vor dem Verlust des Arbeitsplatzes. Viele gehen in Ihrem Job vollkommen auf, übersehen aber häufig, dass sie all ihre Kraftreserven aufbrauchen. Zuviel Leistung zu erbringen ist, wie wir mittlerweile wissen, ohne ein entsprechendes Ventil, auf die Dauer hochgradig gesundheitsschädlich. Immer häufiger berichten die Medien von fürchterlichen Depressionen, Burnouts und körperlichen Zusammenbrüchen. Die Zahl derer, die durch den Leistungsdruck unserer Zivilisation krank werden, steigt in den letzten Jahrzehnten stetig an. Stress macht unsere Seele kaputt, so heißt es. Es fehlt an der Zeit für uns selbst und gemeint ist die regelmäßige gesunde Auszeit. Die Ursachen für eine kranke Seele sind vielschichtig. Betroffen sind alle Menschen der modernen Welt, vom Manager, über den Handwerker, die Hausfrau, den Beamten, den Büroangestellten, den Verkäufer, den Lageristen bis hin zur Kassiererin im Supermarkt.

BEEINDRUCKENDE LEISTUNG HAT EINE LANGE TRADITION.

Seit der Aufklärung im 17. Jahrhundert, die dem Geburtsrecht und den erblichen Privilegien den Kampf ansagten, hat nun auch jeder „normale" Mensch die Chance auf Bildung, Aufstieg und Erfolg. Den endgültigen Durchbruch feierte der Leistungsgedanke aber erst im 19. Jahrhundert im Zuge der Industrialisierung. Ein 12-Stunden-Tag, viel mehr Hektik als je zuvor, mit einhergehenden Schlafstörungen und erhöhter Nervosität hielten damals Einzug in das Leben der Menschen. In dieser Zeit begannen Wissenschaftler bereits, heftige Anti-Stressmedikamente zu entwickeln. Man kann sie aus heutiger Sicht durchaus als Power-Drogen bezeichnen, die dazu führten, dass der menschliche Körper wie eine Dampfmaschine funktionieren sollte. Die seinerzeit top-moderne Dampfmaschine lässt sich gut mit einem voll funktionierenden und leistungsfähigen Menschen vergleichen. Es wirkt auch irgendwie traurig bis amüsant, dass dieser Mensch dabei sogar noch fleißig qualmte wie eine Dampfmaschine.

GESTERN WIE HEUTE:
AUSSERORDENTLICHE LEISTUNG BOOMT.

Wir alle kennen den Begriff „The American Dream". Er bedeutet: Jeder Mensch hat die Chance, sich ganz aus eigener Kraft vom Tellerwäscher zum Millionär hochzuarbeiten. Anstrengung, Willenskraft und individuelle Leistung; dies wird bereits im Kindergarten vermittelt und in der Schule und Universität kultiviert. Es motiviert viele Menschen, für Ihre Karriere bis an die Grenzen ihrer Möglichkeiten zu gehen. Kein Wunder, denn der nach wie vor boomende Ausdruck „Leistung", ist in unserer Gesellschaft ein äußerst anerkannter Begriff und daher auch sehr verlockend. Wer etwas leistet, der ist erfolgreich, ein Gewinner, genießt einen besonderen Status, bekommt mehr Geld und erfährt mehr individuelles Glück.

Wir leben in Zeiten starker Veränderungen gesellschaftlicher und wirtschaftlicher Art. Deshalb ist Leistung in heutiger Zeit für viele Menschen sogar ein Muss, sowohl im privaten, als auch im beruflichen Umfeld. Leistung ist in unserer Kultur eine erstrebenswerte Tugend und eine wahre Herausforderung jedes Einzelnen.

Die meisten von uns sind sicherlich große Fürsprecher menschlicher Leistungen, die erbracht wurden und werden. Viele machen eine tolle Arbeit, überall auf der Welt. Insbesondere verneige ich mich persönlich gegenüber denen, die sportliche, wissenschaftliche und medizinische Höchstleistungen erzielen. Aber wir sollten uns in Bezug auf die Leistung in unserem Leben auch über die gesundheitlichen Gefahren im Klaren sein. Es ist eben bei uns Menschen genau wie bei der guten alten Industrie-Dampfmaschine: Wenn wir keine Ventile öffnen, erhöht sich der Druck im Kessel und explodiert über kurz oder lang. Das ist dann ganz schlecht, egal ob für Mensch oder Maschine.

LETZTER WECKRUF ZUM AUFSTEHEN.

Isabell, die intelligente, kreative und fleißige Frau meines Freundes Wolfgang, bekam vor einigen Jahren ihre Tochter Agnes. Wolfgang und Isabell waren die erste Zeit überglücklich mit ihrer kleinen Familie und pflegten gemeinsam ein harmonisches Miteinander. Dann wurde Isabell in der Werbeagentur, in der sie arbeite, zur Kreativ-Direktorin befördert.

In den kommenden Monaten sollte sich einiges in der

Familie zu Ihrem Nachteil verändern. Der allgemeine Stress in der Agentur, der stetige Termindruck sowie die regelmäßigen Überstunden führten bei Isabell zu Gereiztheit und Ärger, welche sie auch in ihre Privatsphäre übertrug. Wolfgang hingegen suchte mehr Freiraum und kaufte sich eine Harley-Davidson, um nach Feierabend und am Wochenende auf seinem Chopper mal ordentlich Dampf abzulassen. Das Resultat war absehbar. Die Tochter, die verständlicherweise ihr kindliches Recht auf Freizeit mit den Eltern einforderte, Wolfgangs neues Hobby auf zwei Rädern und Isabells fordernder Karriere-Stress führte zu Streitlust, Ärger und unliebsamen, zänkischen Auseinandersetzungen. Der Stresslevel stellte die Familie auf eine gefährliche Zerreißprobe. Sie war jetzt keine glückliche, harmonische Einheit mehr und drohte, auseinanderzubrechen. Viele Situationen, die früher klar und einfach erschienen, wurden kompliziert und unübersichtlich. Isabell, die früher selten mehr als fünf Zigaretten rauchte, schaffte es nun locker auf bis zu zwei Packungen täglich. Zeit für Sport und Bewegung wie einstmals? Fehlanzeige. Ruhe und Entspannung? Weit gefehlt.

Zwei Jahre ging das so und ihre Gesundheit sowie ihre Beziehung wurde aufs Äußerste strapaziert. 40 Zigaretten pro Tag, null Ventile gegen Stress, kein Ausgleich im Leben, dafür Disharmonie, Hektik, Belastung, Streitigkeiten und permanente Anspannung. Die Folge war absehbar. Isabell erlitt einen Herzinfarkt mit gerade mal 37 Jahren. Leider kein Einzelfall, muss man an dieser Stelle hinzufügen. Die gute Nachricht jedoch: Sie hat es, Gott sei Dank, überlebt und die richtigen Konsequenzen aus der Beinahe-Tragödie gezogen. Bereits im Krankenhaus nahm sie ihre letzte Packung Marlboro aus der Handtasche, zerknickte jede einzelne Zigarette mit Überzeugung und warf sie verächtlich nacheinander in den Mülleimer.

Bis heute raucht sie nicht und hat es auch nicht vor.

Eine Versöhnung mit ihrem Mann hat längst stattgefunden. Isabell geht wieder regelmäßig ins Sportstudio und gemeinsam mit ihrem Wolfgang joggen. Die Tochter ist jetzt ihr größter mentaler Ausgleich und der geliebte Mittelpunkt der Familie. Gesundheitlich geht es Isabell wieder glänzend. Ihren Job als Kreativ-Direktorin und ihre Leidenschaft zum Design musste sie nicht an den Nagel hängen. Aus einer gestressten, kranken Raucherin wurde eine ausgeglichene, liebevolle Mutter und eine glückliche und engagierte Ehe- und Geschäftsfrau.

Bleibt noch zu erwähnen, Wolfgang fährt immer noch seinen Chopper, aber nicht mehr, um aufgrund gemeinsamer Familienstreitigkeiten Dampf abzulassen, sondern um sein Leben mit seiner Familie wieder zu genießen. Er hat sich nämlich einen Beiwagen anbauen lassen und Isabell und Töchterchen sind begeisterte Mitfahrerinnen. Ende gut, alles gut.

„HALT MEIN FREUND!
WER WIRD DENN GLEICH IN DIE LUFT GEHEN?"

„Rauche lieber eine HB, dann läuft alles, wie von selbst." Die Tabakwerbung wollte damit suggerieren, rauche eine Zigarette gegen den Alltags-Stress. Betrachte deinen kleinen Freund als Ventil, als Stütze, als Halt, und komm' wieder runter. So bist du konzentriert und leistungsfähig. Und Sie als Raucher glauben das. Ja, Sie glauben sogar, dass Sie gerne rauchen. Selbst Nichtraucher sind der Meinung, dass Zigaretten beruhigen. Die würden allerdings nie auf die absurde Idee kommen, Gift in einer Zigarette anzuzünden und das dann auch noch zu inhalieren, um am Ende leistungsfähiger zu sein. Raucher empfinden das Rauchen nur deshalb als beruhigend, weil sie nikotinsüchtig sind. Ständig kommt in ihnen das Verlangen hoch, wieder und wieder eine rauchen zu müssen.

RAUCHER STECKEN IN EINER
STÄNDIGEN STRESS-DAUERSCHLEIFE.

Wir kennen viele Möglichkeiten zu entspannen: Lesen, Spazierengehen, Sport treiben, Musik hören, basteln, werken und malen, Kaffeepausen, fernsehen, mit Freunden quatschen. Nun, Ihnen fallen sicher auch noch viele andere Beispiele ein. Raucher meinen, ständig zu „entspannen", in dem sie zwanzig Mal und mehr am Tag eine Raucherpause einlegen. Sie glauben, dass das Rauchen ein Ventil gegen Stress ist. Das ist es bei genauer Betrachtung jedoch absolut nicht. Den Nikotinlevel nur wieder auf das „erträgliche" Maß zu bringen und die Entzugssymptome zu lindern, ist keine Entspannung, sondern Stress pur. Das Nikotin ist das Problem. Würde Sie das hinterhältige Suchtmittel nicht alle 30 Minuten zwingen zu rauchen, hätten Sie diese Dauerhektik überhaupt nicht.
Wenn Sie keine Zigaretten mehr haben, bekommen Sie Panik. Sie als Raucher aber glauben fest daran: Ohne Zigaretten keine Leistung. Fertig ist die perfekte Illusion. Aber es ist nur der Nikotinentzug, der Sie in Panik versetzt, keine Leistung mehr zu erbringen. Ist der Entzug einmal vorbei, ist auch der Stressfaktor Rauchen vorbei und Sie, als frisch gebackener Exraucher, erbringen auf einmal dieselbe Leistung, wie jeder andere Nichtraucher. So einfach ist das.

OHNE VENTIL KEIN DRUCKAUSGLEICH.

Was Sie also brauchen, das sind die jeweiligen Ventile, um im Leistungsdruck und nach der Alltagshektik wieder herunterzukommen oder um ein harmonisches Verhältnis zwischen Anspannung und Entspannung zu erzielen. Dafür benötigen Sie aber, wie erwähnt, keine Zigaretten.
So bitter die Wahrheit für Sie im Augenblick auch noch sein mag: Rauchen ist nicht nur eine Gewohnheit, denn diese

Gewohnheit kann man leicht abstellen. Nein. Es ist eine Drogenabhängigkeit. Es ist auch kein legitimes Stressventil. Rauchen macht Sie nicht leistungsfähiger, sondern schlicht und einfach süchtig und krank.

Ein Raucher kann die fragwürdige Behauptung der Werbung, dass das Rauchen entspannt und gegen Stress hilft, nach jeder gerauchten Zigarette blind glauben. Dann, jedoch, wird er weiterhin wie ein Ochse mit einem Ring durch die Nase herumgeführt. Oder der Raucher blickt der Realität ins Auge und macht Schluss damit.

Wenn Sie optimistisch, wach und mutig in Ihre Zukunft blicken, so bedeutet das, Sie beabsichtigen nicht, Ihr restliches Leben von diesem Gift abhängig zu sein. Sie wollen sich nicht mit falschen Behauptungen selbst belügen und darüber hinaus auch noch die allerschlimmsten Krankheiten riskieren. Dann hören Sie auf zu rauchen, sind wieder frei und fallen nicht mehr auf derartige Lügen herein.

DURCHBRECHEN SIE DEN TEUFELSKREIS.

Die Achterbahnfahrt Ihrer Ängste bezüglich des Rauchens lässt sich nur unterbrechen, wenn Sie sich auf das konzentrieren, was Ihnen Ihre Vernunft rät und nicht der inkompetente und verlogene Nikotintyrann in Ihrem Kopf. Der argumentiert immer und vehement für das Weiterrauchen. Er ist, wie Gollum aus dem Film „Herr der Ringe", ein Lügner und Verführer und er wird alles daransetzen, Sie von den wahren Argumenten gegen das Rauchen abzuhalten. Ich bitte Sie, mich allerdings nicht falsch zu verstehen. Ich bin ein großer Verfechter der Ratschläge, die uns unser geniales und weises Unterbewusstsein in jeder Lebenslage erteilt. Unser innerer Lebensberater ist Jahrmillionen alt und verfügt über einen Informationspool, der einem das größte Potenzial an Wahrheit und Wissen liefert, wie wir es in allen Büchern der Welt nicht finden werden. Aber in Bezug auf das Rauchen reagiert das Unterbewusstsein nicht, wie es sollte. Es wurde im wahrsten Sinne des Wortes vergiftet, vernebelt und verblendet und sendet deshalb (noch) die falschen und gefährlichsten Botschaften.

Hören Sie deshalb nicht mehr auf die verlogenen Empfehlungen bezüglich des Rauchens, sondern achtsam und interessiert auf Ihre Vernunft.

Befolgen Sie die richtigen Ratschläge unbeirrt, bis es Ihr Unterbewusstsein selbst wieder tut. Nur so kann es wieder genesen und richtig für Sie funktionieren. Wenn Sie es so angehen, dann haben Sie es nach ein paar Wochen geschafft. Dann ist Ihr alter, treuer Freund und weiser Ratgeber, das Unterbewusstsein, wieder gesund und ganz auf Ihrer Seite.

TIPP

Ausgeglichenheit kann man sehr gut durch Ruhe erreichen. Daher ist es sinnvoll, sich mehrmals am Tag ganz bewusst eine Auszeit zu gönnen, in der Sie einfach etwas tun können, aber nichts tun müssen.

Eine andere Möglichkeit der Entspannung ist Achtsamkeit/ Meditation. Gehen Sie in sich, wann immer Sie die Zeit dafür haben. Versuchen Sie doch einmal, anstelle von Zigarettenpausen, kurze, meditative Auszeiten einzulegen. Sie werden feststellen, es wirkt genauso beruhigend und befreiend wie Nikotin. Bereits 15 Minuten am Tag achtsames Entspannen bewirken schon Wunder. Es geht einfach darum, einmal nichts zu leisten, sondern nur zu sein, sich zu sammeln, zu vertiefen und seinen Gedanken freien Lauf zu lassen. Auch eine Atem- oder Gehmeditation sind äußerst erholsam. Genießen und bewundern Sie ausgiebig die herrliche Natur. Gehen Sie einfach so oft es Ihnen möglich ist in Felder, Wälder, auf Wiesen oder ans Wasser. Beobachten Sie aufmerksam und möglichst schweigend, aber mit allen Sinnen Ihre prachtvolle Umwelt, um im Alltag Ihren Stresspegel ohne Zigaretten wieder auf ein normales, natürliches Niveau zu bringen. Nach kurzer Zeit werden Sie feststellen, wie wenig Ihnen das Zeug noch bedeutet, und schon bald haben Sie das Nikotin ganz aus Ihrem Leben verbannt.

Auf jeden Fall ist Sport der Klassiker unter den Stress-Killern. Joggen, radeln oder schwimmen Sie, gehen Sie wandern oder treiben Sie einfach die Sportart, die Ihnen am meisten liegt und die sich für Sie ganz einfach cool und gesund anfühlt. Versuchen Sie jedoch bitte zu Beginn, keine Höchstleistungen zu erzielen. Schwelgen statt Schwitzen ist das Motto. Der Genuss beim Sport steht im Vordergrund, nicht körperlicher Stress, denn es soll Ihnen ja langfristig Freude bereiten. Sie werden bald feststellen, Ihre Leistungen verbessern sich von ganz alleine, ohne dass Sie sich dafür sehr anstrengen müssen. Vorschlag: Nutzen Sie die Stress-Killer-Maschine Sport bitte einmal nur einen einzigen Tag und verzichten Sie an diesem Tag auf Ihre Zigaretten. Das schaffen Sie schon. Sie dürfen gespannt sein, wie Sie sich am nächsten Morgen fühlen. Ich wette, es geht Ihnen so, als ob Sie Bäume ausreißen könnten.

Nicht wünschen! Machen!

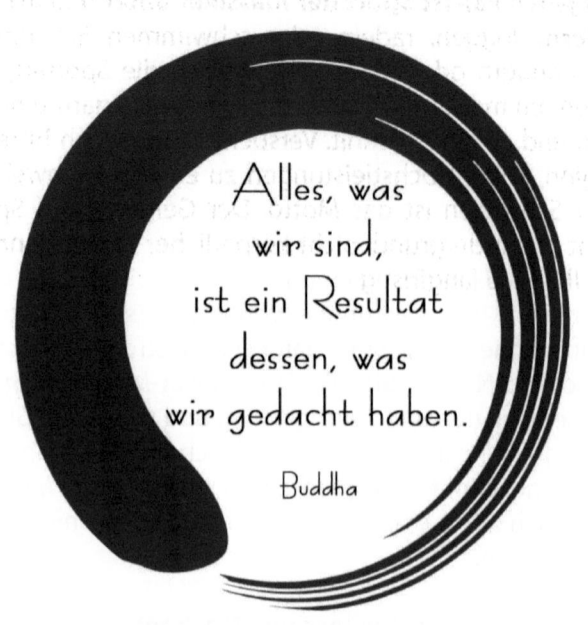

Alles, was
wir sind,
ist ein Resultat
dessen, was
wir gedacht haben.

Buddha

Ein unsympathischer Tyrann sabotiert Ihre Schaltzentrale.

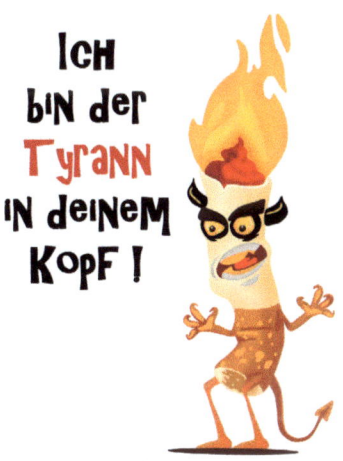

Können Sie Ihre persönlichen „Rauchauslöser" benennen? Fallen Ihnen dabei die ganz besonderen Zigaretten ein? Das sind genau die Fluppen, mit denen wir alle am Anfang süchtig wurden.

Sie erinnern sich noch? Die erste Zigarette war schon eine ganz Besondere, wenn auch alles andere als schmackhaft. Im Laufe der Zeit gewöhnten Sie sich dann an etliche dieser ganz außergewöhnlichen Ziggis. Es ist zum Beispiel die „Genusszigarette" am Morgen, zum Kaffee oder Tee, die Zigarette nach dem Essen, die nach dem Sex, bei einem schönen Glas Wein oder Bier in gemütlicher Runde.

Die Genusszigarette am Morgen ist aber nichts anderes, als das übermächtige Verlangen nach stundenlangem Nikotinentzug. Andere „Lieblingszigaretten" sind nur die falsch programmierte Verknüpfung von besonderen Situationen mit dem Nikotinschuss. Neben diesen speziellen Zigaretten gibt es dann noch die Glimmstängel, denen wir weniger Bedeutung beimessen. Nennen wir die Zigaretten mit weniger Potenzial mal unsere „Belohnungszigaretten", um ihnen nur ein Mindestmaß an Sinn zu verleihen.

Damit Sie verstehen, um was es sich bei einer Belohnung eigentlich tatsächlich handelt und wie sie ausgelöst wird, möchte ich dieses interessante Thema noch ein wenig vertiefen. Das ist vor allem notwendig, um die Wirkungsweise des Nikotins in Ihrem Körper, vornehmlich in Ihrem Gehirn, zu verstehen. Befassen wir uns also kurz mit dem Belohnungszentrum, jener steinalten, emotionalen Region in unserer ansonsten recht modernen Schaltzentrale im Kopf.

DIE BELOHNUNGSSUCHT IST ANGEBOREN.

Unser Gehirn verfügt über eine überlebenswichtige Funktion, die älter ist als die Menschheit. Die Evolution hat es uns vor langer Zeit mit auf den Weg gegeben und von Generation zu Generation über die Jahrhunderttausende weitervererbt. Es ist das Belohnungszentrum tief in unserem Vorderhirn, das uns mit ausreichend Motivation versorgt, sodass wir unsere alltäglichen Lasten und Verpflichtungen überhaupt erst nachkommen.

Das Verlangen nach etwas, aber auch die Aussicht auf eine Belohnung, zum Beispiel nach getaner Arbeit, in traurigen Situationen oder nach Stress motiviert unser Handeln. Ohne dieses Wohlgefühl als Preis für unsere Taten würden wir, genau wie alle anderen höher entwickelten Lebewesen auf diesem Planeten, so gut wie gar nichts tun. (Zugegeben: Das könnte dem einen oder anderen durchaus gefallen.) Einerseits sind Belohnungen ein Dankeschön für all unsere Aktivitäten und deshalb fabelhafte Motivatoren. Sie sind sinnvoll und notwendig; andererseits verführen sie uns aber auch, vollkommen widersinnige Dinge zu tun, um den „Kick" zu bekommen. Zum Beispiel belohnen sich

viele Menschen oft selbst mit ungesunden „Geschenken",
in dem sie rauchen, Alkohol trinken, andere gefährliche
Drogen konsumieren oder übermäßig essen.

KEINE ANERKENNUNG? DANN WIRD'S LANGWEILIG.

Genau deshalb brauchen wir Belohnungen, damit wir
motiviert und aktiv unsere Aufgaben verrichten können.
Wir setzen uns große und kleine Ziele und erwarten eine
Entschädigung für unsere Taten. Selbst Essen, Trinken,
Fortpflanzen und Arbeiten, all das funktioniert überhaupt
nicht ohne Belohnungen, haben Experten nachgewiesen.
Erst die Belohnung gibt uns den nötigen Antrieb. Die
Belohnung beim Sex ist der atemberaubende Gefühlsaus-
bruch beim Höhepunkt, den wir immer und immer wieder
erleben möchten. Im Job erwarten wir einen Verdienst in
Form von Lob, Karriere oder einer angemessenen Gehalts-
erhöhung. Erfüllen sich unsere Erwartungen und erweist
man sich uns gegenüber als dankbar, dann sind wir einst-
weilen glücklich und zufrieden. Mahlzeiten und Getränke
müssen uns schmecken. Deswegen erweckt auch ein Drei-
gänge-Menü beim Italiener Glücksgefühle in uns. Wir alle
kennen diese Art der köstlichen Belohnung, auch im
Wissen, dass im Anschluss an die Völlerei ein Null-Diät-Tag
erforderlich sein sollte. Aber auch das kann, aus einem
bestimmten Blickwinkel betrachtet, wiederum der Weg zu
Entschädigung sein.

EIN SENSATIONELLES CHEMIELABOR UNTERSTÜTZT UNSERE SCHALTZENTRALE IM KOPF.

Wie funktioniert das nun mit der begehrenswerten
Belohnung für erfüllte Erwartungen? Chemisch läuft das
im Oberstübchen folgendermaßen ab: Das Belohnungszentrum in unserem Hirn wird mit dem Super-Botenstoff

Dopamin stimuliert. Wir empfinden tiefe Zufriedenheit und angenehme Freude, wenn diese chemische Substanz an die Rezeptoren unseres Gehirns andockt. Man darf davon ausgehen, dass das Zusammenspiel zwischen dem Botenstoff Dopamin und den darauffolgenden Glücksgefühlen, der „Ur-Motivation", zur reinen Selbsterhaltung des Menschen dient. Denn ansonsten hätten wir, wie bereits erwähnt, kaum Interesse an irgendetwas.

Dann mischt da noch dieses Power-Hormon Serotonin mit. Das wiederum sorgt für unsere Zufriedenheit, wenn wir zum Beispiel nach getaner Arbeit in den Zustand der Ruhe und Erholung gelangen. Dopamin lässt uns also Vollgas geben, um möglichst alles zu erreichen, was wir uns vornehmen; Serotonin lässt uns glücklich und zufrieden wieder in den Sessel sinken.

Fazit: Das Zusammenspiel von Hormonen und Neurotransmittern als „Verdrahtung" in unserem Gehirn sorgt also dafür, dass wir zuverlässig Erwartungen aufbauen, dafür aber auch immer bei Erreichen unserer Ansprüche angemessen belohnt werden wollen. In einer bekanntlich leider nicht immer nur heilen Welt ist es deshalb aus evolutionärer Sicht absolut sinnvoll, Erwartungen zu haben, um zuverlässig Belohnungen zu kassieren, weil wir ansonsten aus völligem Desinteresse und reiner Trägheit sehr wahrscheinlich bereits längst ausgestorben wären.

DEN WUNSCH NACH BELOHNUNG IM LEBEN HABEN ALLE, AUCH DIE NICHTRAUCHER.

Im Unterschied zum Raucher würde sich jedoch ein Nichtraucher keinesfalls täglich mit dem Rauchen einer Packung Kippen „belohnen" mit dem Wissen, dies jeden Tag tun zu müssen. Nur ein Raucher empfindet das Inhalieren von Nikotin als wertvolle Belohnung und nicht als das, was es in Wahrheit ist: eine traurige, bemitleidenswerte Leidensschleife eines drogensüchtigen Menschen.

RAUCHEN IST IN WAHRHEIT GARANTIERT
DAS GEGENTEIL EINER BELOHNUNG.

Wenn Sie der ungeduldige Nikotintyrann anbellt, jetzt sofort eine Zigarette zu rauchen, dann fordert er seinen regelmäßigen Dopamin-Kick. Durch das Nikotin wird in Ihrem Mittelhirn leider fälschlicherweise die Ausschüttung von Dopamin veranlasst. Die Folge ist, Sie empfinden in der Phase des Rauchens Dankbarkeit und tiefe Zufriedenheit. In Wirklichkeit sind Sie jedoch eindeutig auf dem Holzweg. Instinktiv wissen eigentlich alle Raucher, dass das Rauchen keine Belohnung sein kann, sondern tatsächlich eine grausame, sich ständig wiederholende Selbstbestrafung ist, die schlimmstenfalls tödlich endet.
Ihr Belohnungszentrum wurde sehr erfolgreich verführt. Deshalb sollen Sie Ihrem Nikotinmonster ständig dankbar sein und andauernd giftige Substanzen inhalieren. So erwacht in Ihnen das Verlangen, in regelmäßigen Abständen eine rauchen zu müssen. Es ist aber vollkommen unnatürlich, sich halbstündlich mit einer Zigarette zu „belohnen". Das Falschsignal flackert ja nur auf, weil der Nikotinpegel im Körper allmählich sinkt und der Nikotintyrann zu Ihnen sagt: „Hey, mein Freund, gib mir sofort 'ne Kippe".

HUNGRIGE MONSTER WERDEN SCHNELL UNGEMÜTLICH.

Ganz trostlos wird es für den Raucher, wenn die Belohnung in Form einer Zigarette auf sich warten lässt. Sie kennen das Gefühl nur allzu gut. Wenn das passiert, dann wird der Stress zum Programm. Diese, durch Nikotinentzug ausgelöste, Hektik und innere Unruhe wirkt gewissermaßen wie eine mentale Bestrafung. Kein Wunder, wenn da nichts ist mit der Belohnung. Man könnte es deshalb auch als „psychischen Belohnungsentzug" bezeichnen, was Sie da im Anschluss so in Rage versetzt. Wenn das passiert, dann durchleben Sie die unangenehme, bedrohliche oder gar beängstigende Macht der Daueraufgeregtheit, auch bekannt unter dem Begriff „Panik".

Ein Raucher, der eine Zigarette – Dopamin sei Dank – als Glücksgeschenk empfindet, wird alles dafür tun, dies zu bekommen, damit die Bedrohungen, die Angst und die Panik wenigstens für ein paar Minuten vorbei sind.

Das ist der Teufelskreis, der durchbrochen werden muss. Es ist daher wichtig, sich intensiv mit der Bedeutung von gefährlichen Geschenken in Form von Zigaretten zu beschäftigen, denn schließlich sind sie in Wahrheit die schlimmsten und grausamsten Bestrafungen, die Sie sich selbst zufügen können.

HEIMLICH ANS MESSER GELIEFERT.

Ihr Unterbewusstsein wurde vor Jahren ordentlich „durchgewaschen" und glaubt seitdem an die Zigarette als seinen wahren Glücks- und Heilsbringer. Es möchte seit Ihrer allerersten Zigarette tagein und tagaus immer und immer wieder mit der nächsten und der nächsten Fluppe belohnt werden. Ihr ansonsten starkes Unterbewusstsein, welches Sie in allen Fragen des Lebens immer unschlagbar gut berät, liegt in Bezug auf das Rauchen kurzerhand ständig daneben. Es signalisiert Ihnen die Schmerzen der Hölle, sobald Ihnen die Zigaretten ausgehen oder Sie aus bestimmten Gründen nicht rauchen dürfen. Andererseits verspricht es Ihnen Entspannung, Glück, Genuss, Zufriedenheit und Freude als Entschädigung, wenn Sie giftige Zigaretten rauchen. Da leistet die Droge Nikotin leider ganze Arbeit.

Wenn Sie das Rauchen allerdings weiterhin als Geschenk,

Belohnung oder Glücks- und Heilsbringer betrachten, dann müssen Sie mit dem Risiko rechnen, die allerschlimmsten Krankheiten zu riskieren und ein Leben lang der Selbstlüge aufsitzen. Sicherlich erkennen Sie an dieser Stelle einmal mehr den absurden Realitätsverlust des Rauchers. Wenn Sie an das Rauchen denken, bekommen Sie Angst und wenn Sie nicht rauchen, bekommen Sie ebenfalls Angst. So melden sich Furcht, Panik, Schrecken und das ungute Gefühl der Leere aus allen Richtungen. Spätestens dann ist der Zeitpunkt gekommen, wo ein Raucher nicht mehr weiß, wo ihm der Kopf steht und sich auf den Schreck erst einmal eine anzündet.

SEIN SIE WACHSAM UND NUR KEINE PANIK.

All diese – entschuldigen Sie bitte den Ausdruck – bescheuerten Bezeichnungen wie „Belohnungszigarette" oder „Genusszigarette" machen die Kippe gewiss nicht zu Ihrem Freund oder zu Ihrer Stütze oder was immer Sie glauben, was die Zigarette tolles für Sie ist. Bitte erkennen Sie, dass nur das Nikotin, die fiese hinterhältige Gehirnwäsche und alle rauchenden Menschen um Sie herum für Ihre derzeitige falsche Sichtweise verantwortlich sind. Sicher ist, sowohl auf das Eine als auch das Andere können Sie als zukünftiger Nichtraucher ganz sicher gerne verzichten.
Die Zigarette bleibt, was sie ist: Eine giftige Substanz, die Sie drogenabhängig, gierig und krank macht. Solange Sie sich nicht mit einem mental gut vorbereiteten Rauchstopp aus der Sklaverei befreien, sind Sie dem Nikotintyrannen gänzlich verfallen und auf Gedeih und Verderb ausgeliefert.
Ich möchte Sie, verehrte Leserin und verehrter Leser, ab jetzt zum intensiven Beobachten ermuntern. Richten Sie bitte Ihren Blick achtsam, konzentriert, wissbegierig und wach, so wie ein Forscher sein wissenschaftliches Projekt,

TIPP

- Lassen Sie die Befreiung aus der Tyrannei des Nikotins als einen tiefen, intensiven Herzenswunsch in sich reifen. Dann regelt alles Weitere Ihr Selbstbewusstsein, Ihre Entschlusskraft und Ihre Motivation.

- Betrachten Sie ab jetzt das Rauchen nicht mehr als Belohnung, sondern als eine grausame und gefährliche Bestrafung Ihres Körpers und Ihrer Psyche.

- Geben Sie Ihren Zigaretten keine einzigartige Bedeutung oder Kosenamen mehr. Es ist keine besondere Ziggi, keine Genusszigarette und keine Belohnungszigarette. Es ist pures Gift und eine Droge, nicht mehr und nicht weniger.

- Das Dopamin hat Ihr Gehirn falsch verdrahtet. Das können Sie aber ab jetzt jederzeit wieder umprogrammieren.

auf Ihre Gefühle und Gedanken beim Rauchen.

Treten Sie Ihren Befürchtungen gegenüber Ihrem anstehenden Rauchstopp mutig und selbstbewusst entgegen. Analysieren Sie die Notwendigkeit des Rauchens. Erkennen Sie, dass das Rauchen keine Belohnung, sondern die schlimmste Bestrafung ist, die Sie Ihrem Körper antun können. Ist Ihre Angst oder das ungute Gefühl der Leere wirklich gerechtfertigt oder verhöhnt Sie der einfältige Nikotintyrann nur wieder einmal mehr? Mehr über Mut und Selbstbewusstsein erfahren Sie im nächsten Kapitel.

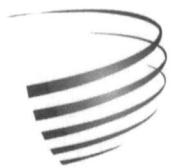

Mit Achtsamkeit raus aus dem Autopiloten.

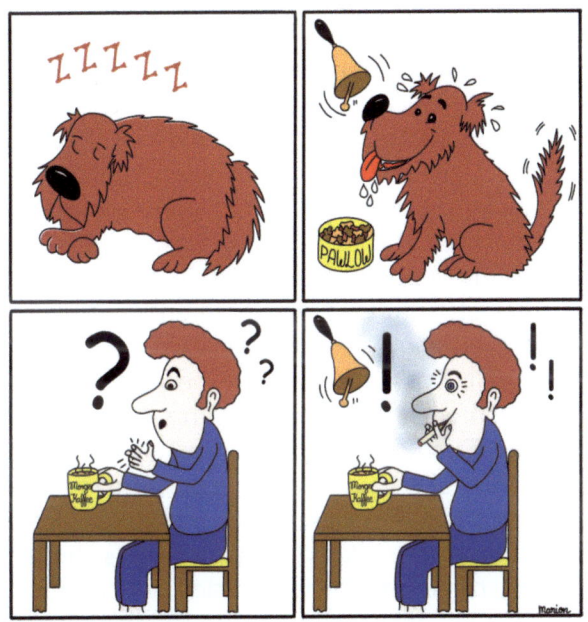

PAWLOWSCHER REFLEX EINES RAUCHERS;
NICHT SABBERN, ABER QUALMEN.

Möglicherweise qualmen Sie heute weniger als ich damals, aber trotzdem wird Ihnen das Gefühl, unbedingt eine Zigarette rauchen zu müssen, auch sehr bekannt vorkommen. Es ist, wie bei den pawlowschen Hunden, die immer dann zu sabbern begannen, wenn beim Füllen ihrer Fressnäpfe eine Bimmel ertönte. Genauso konditioniert, wie die Hunde des russischen Forschers Iwan Pawlow in seinem Experiment, reagieren Raucher bei ihren Rauchauslösern. Sicherlich sabbern Sie dabei nicht, aber Sie süchteln nach giftigem Qualm und Nikotin. Eine schöne heiß aufgebrühte Tasse Kaffee – da gehört doch eine Zigarette dazu. Tatsächlich kann aber auch nur ein Raucher so realitätsfern reagieren. In der Tat ist er auch der einzige, der auf die absurde Idee kommt, sich eine Zigarette anzuzünden, weil er soeben guten Sex hatte. Wenn Sie so ticken, wie die meisten Raucher, dann kennen Sie diese Situation: Kurz nach dem Aufwachen, denn dann ist der Nikotinpegel auf dem Tiefstand, signalisiert Ihnen Ihr Kopf schon bald Feindseligkeit, wenn Sie nichts gegen den Nikotinentzug unternehmen. Häufig ist zum Beispiel diese Reaktion beliebt: Erst ´ne Fluppe, dann aufs Klo. Bekanntlich erkennt ein Raucher oft aufgrund der abführenden Wirkung in dieser Entscheidung durchaus einen höheren Sinn.

Frühstückszeit! Das genervte Unterbewusstsein bettelt förmlich nach einer weiteren Zigarette, sobald Sie sich eine frische Tasse Kaffee aufgebrüht haben. Deshalb schreiben fast alle Raucher der ersten Zigaretten am Morgen den ganz besonderen Genuss oder gar eine heilsame Wirkung zu. Der Nikotintyrann bedankt sich kurzfristig mit Waffenstillstand. Sie lehnen sich zurück, genießen Ihre zur Krönung des Tages ernannte „Lieblings-Zigarette am Morgen" und rauchen einfach gern. Ein fast magischer Augenblick, könnte man sagen, würde es sich nicht um eine riskante Illusion handeln. Die falsch programmierte Routine, die absurde Gehirnwäsche, die leidvollen Entzugserscheinungen lassen grüßen. Das Andocken der glücklich machenden Botenstoffe an den verkehrten Stellen des zentralen Nervensystems war und ist, wie jeden Morgen, sowie weitere 20 bis 30 Mal täglich erfolgreich. Das ist Raucheralltag mit ständigem Nikotinentzug und einem selbst auferlegten Leiden. In Wahrheit ist der Tag eines Rauchers ein nicht endender Albtraum im verkrampften Nikotinstress von einer Kippe zur nächsten.

GENAUES MITSCHREIBEN HILFT BEGREIFEN.

Nach meinem eigenen Rauchstopp vor 10 Jahren machte ich eine ganz positive und brauchbare Erfahrung: Den Großteil meiner gerauchten Zigaretten vermisste ich überhaupt nicht. Das waren, wie sich herausstellte, täglich immerhin bis zu 25 Zigaretten (!). Ich griff über den Tag verteilt einfach unbewusst (im Modus Autopilot) alle 30 Minuten zu einer Zigarette. Diese Kippen waren lediglich einfache Nikotinlieferanten und ansonsten völlig bedeutungslos.

„Genusszigaretten" hatten für mich jedoch immer schon einen weitaus höheren Stellenwert. Bei jeder Motorradtour gehörte die Kippe zum Abenteuer dazu, ebenso, wenn ich nach der Arbeit die Beine hochlegte und Musik hörte. Letztendlich wurde von mir aber jede Zigarette, egal ob simpler Nikotinlieferant oder heilige Belohnungszigarette, vehement als gut und notwendig verteidigt. Das ist plausibel, denn ich war ja hochgradig nikotinsüchtig.

Wirkliche Klarheit, welchen Stellenwert die Zigarette in den verschiedenen Rauchsituationen tatsächlich hatte, erhielt ich, als ich eine Liste anfertigte, in der ich eine Woche lang meinen täglichen Verbrauch im Detail festhielt. Machen Sie diese Übung bitte ebenfalls und Sie werden schnell verstehen, wie viel Zigaretten Sie einfach ganz automatisch „nebenbei" rauchen. Unser „Autopilot" ist wirklich praktisch in alltäglichen Routinen, aber beim Rauchen ist es ein wirklich schadhaftes Fehlprogramm, das es auszuschalten gilt.

SCHALTEN SIE UM AUF LEIDENSCHAFTLICHE SELBSTBESTIMMUNG.

Achtsamkeit ist das genaue Gegenteil des bekannten Modus „Autopilot". Im Moment der Achtsamkeit schalten

Sie um auf Selbstbestimmung. Das ist sowohl aus meiner persönlichen Erfahrung sowie von führenden Experten empfohlen, die beste mentale Voraussetzung, schnell und vor allem nachhaltig ein Nichtraucher zu werden. Achtsamkeit bedeutet die Zuwendung zum bewussten, gegenwärtigen Wahrnehmen und Leben. Wenn Sie achtsam rauchen, dann vertiefen Sie sich in jeden Augenblick des Rauchens und analysieren, was das Rauchen in Wirklichkeit ist. Währenddessen erstellen Sie eine Liste Ihrer Rauchsituationen. So bringen Sie die automatisierten Abläufe in Ihr Bewusstsein. Sie werden sich also bewusst, was Sie tun, wann, wie und warum. Dies wird Ihnen definitiv eine große Hilfe sein, aus dem Autopiloten auszusteigen und die Kontrolle über Ihre Freiheit wiederzuerlangen.

Es war in der Tat verblüffend für mich, mit wachen und offenen Augen zu erkennen, wie viele Rauchsituationen es tatsächlich gab. Wie alle Raucher war auch ich konditioniert, aufgrund bestimmter Reize mehr oder weniger unbewusst völlig mechanisch zu einer Zigarette zu greifen. Ich war somit auch wie Sie ständig im Autopilot-Modus. In den wenigsten Fällen waren es Genuss- oder Belohnungszigaretten, sondern lediglich läppische Nikotinlieferanten. Diese Zigaretten wurden nicht wirklich „zelebriert". Auf die konnte ich nach meinem Rauchstopp als erstes leicht verzichten. Diese Erkenntnis ist deswegen besonders wichtig, weil es die Phase der Entwöhnung bereits wesentlich milder und angenehmer gestaltet.

DEMASKIEREN SIE IHRE „LIEBLINGSZIGARETTE" ALS REINEN NIKOTINLIEFERANTEN

Ob ein Raucher sich zwischen seiner „Lieblingszigarette", „Genusszigarette", „Entspannungszigarette", „Belohnungszigarette" oder einfach seinem notwendigen „Nikotinlieferanten" für zwischendurch entscheidet, spielt bei genauer Betrachtung überhaupt keine Rolle. Auf den kleinsten gemeinsamen Nenner gebracht sind für einen Raucher die Kippen nur Mittel zum Zweck, um den Nikotinpegel wieder auf ein erträgliches Niveau zu bringen. Welche Bezeichnung Sie Ihren Zigaretten auch immer geben, sie dienen nur dazu, dass Sie sich so fühlen, wie jeder Nichtraucher in derselben Situation. Nicht mehr und nicht weniger. Ihr Tabak-süchtiges Unterbewusstsein gaukelt Ihnen den Nikotinschuss nur als etwas Wichtiges, Außergewöhnliches bzw. Notwendiges vor.

RAUCHER BLEIBT RAUCHER,
AUCH ALS GELEGENHEITSRAUCHER.

Einige Rauchauslöser sind bei Rauchern ziemlich identisch, in anderen Situationen des täglichen Geschehens aber auch sehr unterschiedlich. So gibt es Raucher, die erst mittags oder abends das Verlangen nach Nikotin verspüren. Eine andere Gruppe, die Gelegenheitsraucher, ist bei weitem nicht so stark abhängig. Hin und wieder oder zu ganz bestimmten Gelegenheiten gehört es eben irgendwie dazu, weil man halt einfach mal so eine mitraucht. Ansonsten kommt die Gruppe der Gelegenheitsraucher aber auch ganz hervorragend ohne den regelmäßigen Nikotinkick aus. Teilzeit-Qualmer sind ganz einfach nicht auf permanentes Rauchen konditioniert, weil das Nikotin bei ihnen nur eine sehr geringe suchtfördernde Wirkung hat. Aus diesem Grund tendieren auch viele Raucher dazu, Gelegenheitsraucher zu bewundern bzw. zu beneiden. Was gäben sie nicht alles dafür, auf einer Party nur wenige Zigaretten zu rauchen und es danach tage- oder wochenlang, wie ein Nichtraucher, nicht mehr zu tun. Wäre es nicht fabelhaft, sich nur ab und an mal eine anzuzünden und ansonsten rauchfrei zu sein? Jedoch allein dieses bemitleidenswerte Wunschdenken nützt dem armen Raucher überhaupt nichts. Vergessen Sie das. So gut, wie kein nikotinsüchtiger Mensch wird einfach so zum Gelegenheitsraucher.

Weil Sie ja wissen möchten, wie man sich ein für alle Mal von dem Gift und aus der Nikotinfalle befreit, zählen Sie ganz gewiss nicht zur Gruppe der Gelegenheitsraucher. Deswegen, verehrte Leserin und verehrter Leser, gibt es für Sie nur die eine Option, um völlig frei zu sein und nie wieder in Ihrem Leben zu rauchen. Bitte bedenken Sie eines, falls Sie mal wieder einen Gelegenheitsraucher beneiden sollten: Auch wenn die zeitlichen Abstände zwischen seinen Zigaretten länger sind, so muss er doch ebenfalls wie ein „normaler" Raucher immer weiter Rauchen, während Sie als Nichtraucher dieses Problem bald schon überhaupt nicht mehr haben. Dann besteht für Sie bestimmt keinen Grund mehr, die Gelegenheitsraucher zu beneiden. Betrachten Sie das Rauchen deshalb ab jetzt vielmehr mit Neidlosigkeit sowie einer guten Portion Mitleid – sowohl bei einem Raucher, als auch bei einem Gelegenheitsraucher.

TIPP

▶ Raus aus Ihrem Modus „Autopilot" beim Rauchen. Seien Sie wachsam und trainieren Sie die Achtsamkeit in jeder Situation. Konzentrieren Sie sich bei jeder Zigarette wach auf jeden Zug, den Sie inhalieren. Zum Beispiel: Wie halten Sie die Zigarette in der Hand? Wie fühlt sich das Papier und die Asche an? Wie riecht sie? Wie schmeckt sie? Rieche ich nach dem Ausdrücken der Zigarette nach kaltem Rauch? Und wie lange noch danach? Konzentrieren Sie sich dabei gleichzeitig auf die Gründe, warum Sie nicht mehr rauchen wollen.

▶ Lesen Sie sich in dieser Phase die 65 Leitsätze für ein Leben ohne Zigarette (Kapitel 5 „Ihre Notfallapotheke") immer wieder durch.

▶ Betrachten Sie das Rauchen bei Anderen ab jetzt vielmehr mit Neidlosigkeit sowie einer guten Portion Mitleid.

▶ Erstellen Sie eine Liste aller Rauchsituationen. Protokollieren und gewichten Sie darin aufmerksam und sorgfältig jede gerauchte Zigarette. Lesen Sie sich Ihre persönliche Liste immer wieder durch.

▶ Erkennen Sie, welche Zigaretten am Tag einfach nur läppische Nikotinlieferanten sind und weiter keine Bedeutung für Sie haben. Das wird Ihnen helfen, Ihren baldigen Rauchstopp wesentlich angenehmer zu ertragen.

▶ Geben Sie Zigaretten keine Namen mehr, die sie zu etwas Besonderen machen.

▶ Rechnen Sie ab jetzt immer mit, wie viel Geld sich bei jeder Zigarette dabei in Luft auflöst.

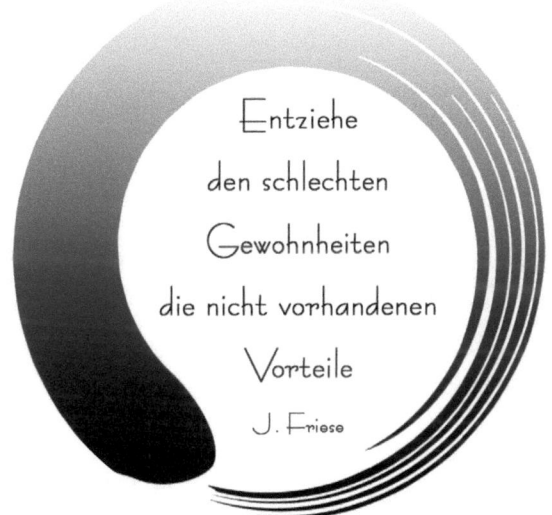

Entziehe
den schlechten
Gewohnheiten
die nicht vorhandenen
Vorteile

J. Friese

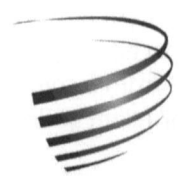

Vorsicht, fiese Angstfalle.

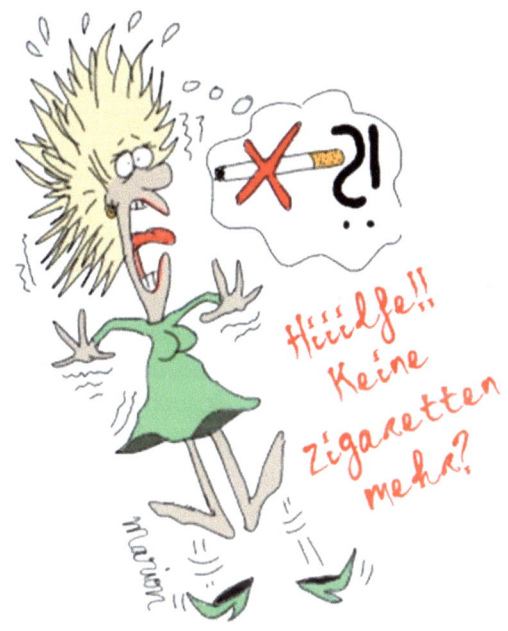

Die Angst ist ein Jahrmillionen altes, aber ausgezeichnetes Warn- und Schutzsystem. Es funktioniert auch heute nach wie vor ganz hervorragend in unserem komplexen, modernen Lebensumfeld. Durch Angst vor Gefahren sind wir extrem achtsam, was uns im Haus, in der Natur, auf der Straße oder in der Firma maximale Sicherheit garantiert. Bei drohender Gefahr können wir uns notfalls schnell zurückziehen oder auch unverzüglich angreifen bzw. uns verteidigen. Besonders deutlich ausgeprägt erleben wir das bei Reaktionen von Tieren in der Wildnis, wenn Gefahr im Verzug ist. Durch die ständige Furcht vor Fressfeinden sind beispielsweise beim Hasen alle Sinne in dauernder wacher Alarmbereitschaft. Wenn ein Hase einen Bussard sieht, nutzt er die nächste Gelegenheit, sich vor ihm im Erdreich oder unter dem nächsten Strauch in Sicherheit zu bringen. So funktioniert das bis heute auch bei uns Menschen, wenn Sie zum Beispiel vor einem knurrenden oder bellenden Hund weglaufen oder nach Wespen schlagen (auch wenn, das vernünftig betrachtet, keine so gute Idee ist).

Bei einem Raucher ist es aber so, dass er Furcht empfindet, obwohl im Augenblick in den meisten Fällen gar keine konkrete Bedrohung vorliegt. Zum einen hat der Raucher Sorge um sein Leben, dass er durch sein Laster riskiert (und dieses beklemmende Gefühl ist durchaus berechtigt), zum anderen jagt es ihm einen riesigen Schrecken ein, wenn er merkt, dass ihm die Zigaretten ausgegangen sind. Dann würde er so ziemlich alles dafür tun, um an seinen nächsten Nikotinschuss zu kommen. Es ist auch seine Angst vor dem Entzug oder die Phobie, zuzunehmen, sobald er mit dem Rauchen aufhört. Er fürchtet sich davor, seine Stütze oder gar besten Freund, die Zigarette, zu verlieren. Er hat ständig das Gefühl der Bedrohung, ohne den Glimmstängel in eine fürchterliche Leere zu fallen.

Diese Ängste sind vollkommen unbegründete und schädliche Programme in Ihrem Unterbewusstsein in Folge der fatalen Gehirnwäsche, die Sie beseitigen müssen. Deshalb ist es ratsam, dass Sie konsequent, achtsam und konzentriert auf Ihr Unterbewusstsein einwirken, um sie loszuwerden. Nur so sind Sie in der Lage, sich für immer von der Sucht zu befreien.

Jeder Raucher, der mit den Rauchen Schluss machen will, muss sich die Frage stellen, wovor genau er Angst hat. Nur die Antwort auf diese Frage kann ihm die Angst davor nehmen, nie wieder zu rauchen.

Obwohl es jeder Süchtige insgeheim nur allzu gut weiß, will er es nicht wahrhaben: Rauchen ist ein erheblicher Risikofaktor für viele ernsthafte und üble Krankheiten oder gar seinen Tod. Selbst wenn uns diese vielleicht erspart bleiben, so verkürzt das Rauchen unsere Lebenszeit dennoch um durchschnittlich 10 Jahre. Weltweit verqualmen die Menschen über fünf Billionen Zigaretten, und zwar jährlich. Das sind fünfmal 1.000.000.000.000 Stück. Ich denke, die 12 Nullen hinter der 5 sprechen für sich, oder? Wenn Sie sehen wollen, wie die Uhr und die Zähler ticken, solange Sie Raucher sind, empfehle ich Ihnen den Besuch im Internet unter dem Link: www.live-counter.com. Dort finden Sie einen aufschlussreichen Zähler für weltweit gerauchte Zigaretten sowie die Todesfälle durch Tabakkonsum seit Beginn des Jahres und seitdem Sie die Website betreten haben.

Laut dem Deutschen Krebsforschungszentrum sterben in Deutschland jährlich zwischen 110.000 und 140.000 Menschen an den Folgen des Tabakkonsums. Die Zahl der durch Tabak Erkrankten liegt um ein Vielfaches höher. 2015 kamen 450.000 Menschen allein in Deutschland wegen Raucher-bedingten Krankheiten in eine Klinik. Und die Raucherrate ist unter den psychischen Kranken um das Doppelte so hoch (Quelle: Österreichische Gesellschaft für Neuropsychopharmakologie und Biologische Psychiatrie). Das macht vielen Rauchern panische Angst. Dennoch können sie nicht aufhören zu rauchen. Das ist ja auch irgendwie verständlich. Wenn ich einem Raucher sage, „hey lass´ es sein, die Kippe ist dein Tod", dann bekommt der Raucher Angst und zündet sich auf den Schreck erst einmal ein eine Zigarette an.

DIE VERNUNFT BESIEGT DIE ANGST.

Ein Freund von mir, Philipp, ist Zahnarzt in Köln. Selbstverständlich liest er regelmäßig die Fachpresse. Weil er ein wachsamer und interessierter Mensch ist, begeistert er sich natürlich auch für andere medizinische Themen und wissenschaftliche Erkenntnisse in der Allgemeinmedizin. Er selbst rauchte etwa 5 bis 10 Zigaretten täglich, natürlich auch wissend um die Risiken. Nicht allzu viel, wie er meinte, denn er liegt ja unter dem Durchschnitt. Nun, so manche vermeintliche Wahrheit geht von einem Irrtum aus. Er putzte sich auch vor jeder Behandlung die Zähne, damit es seinen Patienten nicht etwa unangenehm auffiel.

Als wir vor ein paar Jahren während einer Behandlung eines überflüssigen und schmerzenden Weisheitszahns über die Themen Medizin und Gesundheit plauderten und auf das Thema Rauchen kamen, wie sollte es auch anders sein, erzählte er mir von einer Situation in seiner Praxis, die Philip zu einem wichtigen Wendepunkt in seinem Leben verhalf und ihn ein für alle Mal zum Nichtraucher machte.

Natürlich wird in den Räumlichkeiten seiner Arztpraxis nicht geraucht. Dafür gehen sein Team und er, wie es sich gehört, abwechselnd nach draußen auf den Balkon. Eines Tages brachte eine Mutter ihren achtjährigen Jungen zur Behandlung. Philipp hatte kurz zuvor seine letzte Zigarette im vollen Gemeinschaftsaschenbecher ausgedrückt, sich die Hände gewaschen, aber aufgrund des Zeitdrucks versäumt, sich schnell noch, wie gewöhnlich, die Zähne zu putzen. Trotz Philips Mundschutz fragte ihn der Junge, warum er denn aus dem Mund so sehr nach Rauch riechen würde. Er habe das schon ganz lange nicht mehr gerochen, weil seine Mama seinen Papa solange bat, bis dieser das Rauchen ihr und ihm zu Liebe für immer aufgegeben hätte. Und dann fragte er Philipp noch: „Warum rauchst du eigentlich? Du bist doch Arzt, du musst doch wissen, wie gefährlich das Rauchen ist."

„Ich schämte mich aus zwei Gründen.", erklärte mir Philipp. „Zum einen lese ich seit Jahren regelmäßig Fakten in der Fachpresse über die Gefahren Nikotinsucht. Nirgendwo sonst wie in medizinischen Medien wird so deutlich und schonungslos über die schrecklichsten Krankheiten, die das Rauchen verursacht, geredet. Obwohl ich also als Arzt über die Risiken der Sucht des Rauchens aus erster Hand optimal informiert bin, konnte ich dennoch nicht damit aufhören. Es war die einfach nur die große Angst vor dem Entzug und die Erwartung des Gefühls einer unerträglichen Leere. Ich befürchtete, mir würde etwas fehlen, wenn ich nicht mehr rauche. Und dann saß dieser kleine achtjährige Junge auf meinem Stuhl, der mich daran erinnerte, dass ich es doch gerade als Arzt besser hätte wissen müssen. Das Gespräch mit dem Jungen hat mir die Augen geöffnet. Es führte zu einer intensiven Auseinandersetzung mit mir selbst und meinen Ängsten, wenn es darum geht, mit dem Rauchen Schluss zu machen. Gesundheit ist eben nicht alles, doch ohne Gesundheit ist alles nichts."

Ich verstand Philipp und erklärte ihm als Rauchstopp-Experte. „Der Kopf ist das eigentliche Problem bei der Sucht nach Nikotin." „Ich hatte mir das Rauchen schöngeredet und Angst vor der Wahrheit", gab Philipp aufrichtig zu. „Ich habe mich aber dann nur noch auf die Vorteile des Nicht-rauchens konzentriert und mit Achtsamkeit aufgehört. Auch ich wollte, wie der Vater meines kleinen Patienten, ein gutes Vorbild für meine Kinder sein."

Die Zigarette vor der Behandlung dieses Jungen war Philips Letzte. Stolz versicherte er mir später lächelnd und aufrichtig, seine Angst war völlig fehl am Platz, denn es gab keine Leere in seinem Kopf und seinem Leben. Seitdem vermisst er als Nichtraucher bis heute überhaupt nichts.

STELLEN SIE SICH MUTIG UND ENTSCHLOSSEN IHRER ANGST.

Ich habe noch keinen Raucher kennengelernt, der unmittelbar nach dem Ausmachen seiner Zigarette sagt: „Mmmh…die hat aber gut geschmeckt, ich freue mich jetzt schon auf die Nächste". Aber alle Raucher freuen sich ausnahmslos auf ihre nächste Zigarette, wenn der Nikotinspiegel eine gute halbe Stunde später wieder seinen Niedrigstand erreicht. Dieses ewige Tauziehen im Kopf und die Tatsache, auf diese Weise russisches Roulette mit seiner Gesundheit zu spielen, macht dem Raucher über die Jahre hinweg berechtigterweise eine höllische Angst.

„Warum zünde ich mir dauernd eine Zigarette an?" Diese Frage, sofern sie nicht reflektiert wird, bereitet einem Raucher genauso viel Kopfzerbrechen, wie die Frage, warum er nach der letzten Zigarette nicht für immer damit aufhört. In Wahrheit ist und bleibt es Ihr lebenslanger Albtraum, wenn Sie sich den beiden Fragen nicht stellen. Dann hört es nicht auf mit dem Anzünden und ausmachen, 20 Zigaretten täglich, 140 in der Woche, 560 im Monat, 6.700 im Jahr.

Sie rauchen wider besseres Wissen und trotz aller martialischen Warnhinweise und Schockbilder auf den Zigarettenpackungen. Warum tun Sie so etwas Absurdes? Ganz einfach. Das Wissen um die Gefahren des Rauchens bewirkt beim Raucher überhaupt nichts, außer, dass er davon Angst bekommt und mit einer kompletten Ausblendung der realen Gefahr reagiert. Um Nichtraucher zu werden ist es also notwendig, dass wir uns mit den Ängsten, die das Rauchen verursacht, intensiv auseinandersetzen. Die Angstfalle, in der Sie sich (noch) befinden, wird zwanghaft hervorgerufen. Es ist ein starker und übermächtiger Drang, unbedingt eine Zigarette zu rauchen. Da helfen in dem Moment auch keine Gruselbilder oder brutale Warnungen. Ihr Unterbewusstsein wurde vor vielen Jahren verführt, nikotinabhängig gemacht und umprogrammiert. Seitdem versucht es Sie permanent zu täuschen und zu belügen. Es wurde intensiv durch Nikotin, die Gehirnwäsche der Werbung und alle Raucher um Sie herum manipuliert, damit Sie ein Raucher bleiben und für den Rest Ihres Lebens geknechtet werden.

Dies ist der erste wichtige Schritt aus dem Labyrinth: Stellen Sie sich mutig und entschlossen Ihrer Angst. Sagen Sie dem Nikotintyrannen: „Du hast mich Jahrzehnte lang an der

Nase herumgeführt. Jetzt wollen wir doch mal sehen, wer hier der Stärkere ist. Du oder ich."

HERZENSWÜNSCHE KÖNNEN BERGE VERSETZEN.

Spätestens mit diesem Wissen wird Ihnen nun klar, die Urteilskraft Ihres Unterbewusstseins wurde über die Jahre so sehr mit Zigarettenqualm vernebelt, dass es augenblicklich nicht in der Lage ist, Unheil von Ihnen abwenden, so lange Sie sich nicht wehren und Ihre Gedanken wieder auf den rechten Weg bringen.
Tatsächlich ist Ihr Unterbewusstsein Ihr bester Freund und klügster Berater, weil es immer da ist, wenn es darum geht, Ihnen zu einem sicheren, erfolgreichen und gesunden Leben zu verhelfen. Ihr Unterbewusstsein ist zum Glück keine sture Institution. Ganz im Gegenteil. Es ist lernfähig und immer zugänglich für Überzeugungsarbeit sowie für positive Veränderungen in Ihrem Leben. Verhelfen Sie Ihrem inneren Freund und vertrauten Berater, wieder klar zu denken. Lassen Sie den Rauchstopp zu Ihrem bevorzugten Herzenswunsch werden, dann werden Sie automatisch richtig handeln und der Sucht ein schnelles Ende bereiten.

DER NIKOTINTYRANN GIBT FREIWILLIG KEINE RUHE.

Der falsche Berater in Ihrem Kopf belügt Sie zwanzigmal am Tag damit, dass Sie ohne die Zigaretten etwas aufgeben müssen, ein unnötiges Opfer erbringen, ja sogar ohne Zigaretten Ihren Seelenfrieden einbüßen. Das Unterbewusstsein, Ihr wahrer Freund und Berater, der Sie ansonsten für die richtigen Entscheidungen in jeder Lebenslage professionell unterstützt, ist mit Nikotin regelrecht vergiftet und augenblicklich noch zu einem vernünftigen Ratschlag unfähig. Der neunmalschlaue Gollum in Ihnen hat das Zepter der Rauchentscheidung fest in seiner Hand.

Hier ist jetzt ein Machtwechsel erforderlich und Sie stehen kurz davor, ihn einzuleiten.

Rauchen ist eine Drogenabhängigkeit. Ja! Das klingt hart und vermutlich merken Sie jetzt auch, dass Sie, wie die meisten Raucher, ihre Sucht als schlechte Angewohnheit abtun. Eine solche könnten Sie aber relativ leicht abstellen, die Sucht jedoch leider nicht. Aber mal Hand aufs Herz, deshalb rauchen Sie doch immer noch, oder? Vor der Sucht sollte ein Raucher in der Tat Angst haben, aber ganz bestimmt nicht davor, seinen vermeintlich besten Freund, die Zigarette, zu verlieren. Man könnte es auch „Verlassensangst" nennen. Jedoch: Die Zigarette als Genuss, Halt oder Stütze? Nichts von dem ist tatsächlich real. Es ist und bleibt eine Illusion. Es ist absurd, etwas nicht zu verlassen, was einem ausschließlich Schaden zufügt.

Ich bin davon überzeugt, Sie wollen kein drogenabhängiger Mensch mehr sein. Die positive Botschaft für Sie und

Ihren Erfolg lautet: Keine Angst! Wenn Sie mit dem Rauchen aufhören, dann hält die Sucht nicht lange an. Bereits nach einigen Tagen ist das Gefühl der Nikotinabhängigkeit so gut wie vorbei. Nach wenigen Wochen hat das Gift Ihren Körper nicht mehr im Griff und Sie fühlen sich gesünder, motivierter, kräftiger und wesentlich gelassener. Mit der richtigen Einstellung werden Sie nach Ihrem Rauchstopp schon bald nicht mehr an Zigaretten denken. Die einzige Frage, die Sie sich stellen werden ist: „Warum, in Gottes Namen, habe ich mich nur so viele Jahre an der Nase herumführen lassen?"

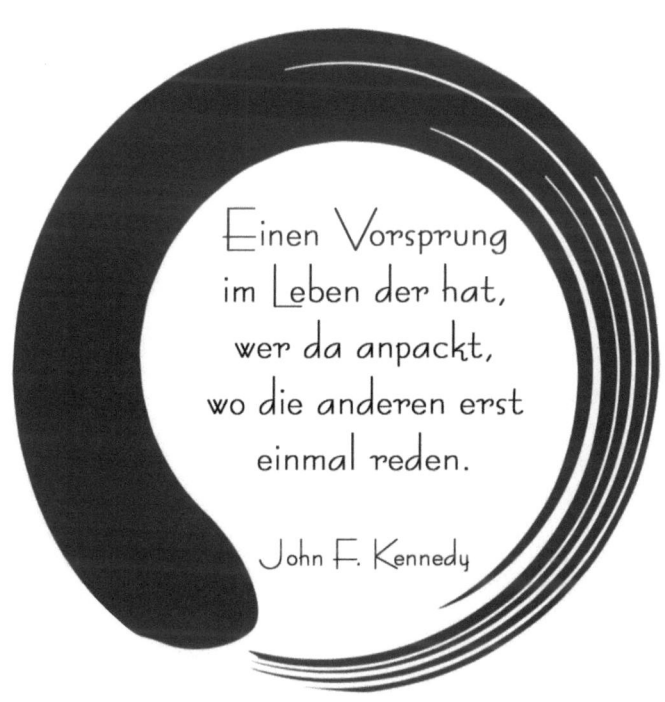

Einen Vorsprung
im Leben der hat,
wer da anpackt,
wo die anderen erst
einmal reden.

John F. Kennedy

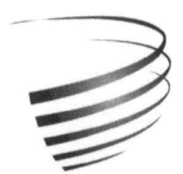

Der Herdentrieb
der Nikotin-Junkies.

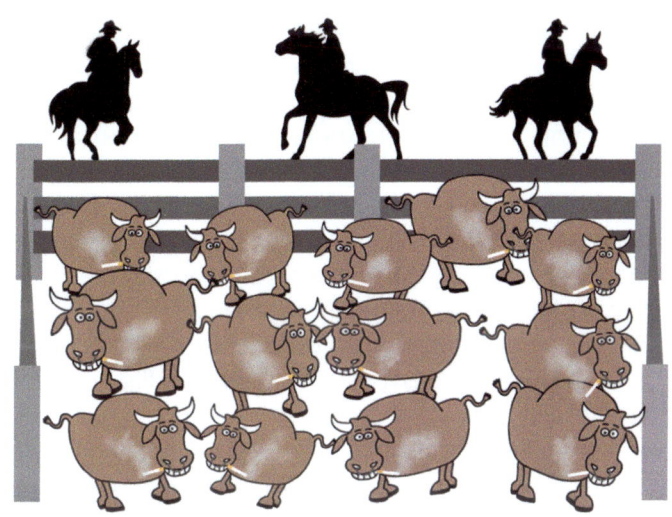

WARUM WIR VON GLEICHGESINNTEN
MAGISCH ANGEZOGEN WERDEN.

Das ist eigentlich kein Wunder, denn diese Vorgehensweise unserer Vorfahren auf den Bäumen und in den Savannen Afrikas hat sich über Jahrmillionen als sinnvolles Kontroll- und Warnsystem bestens bewährt.
Der Sinn besteht darin, sich mittels Schwarmintelligenz in einer Gruppe rechtzeitig zu warnen, aber auch gemeinsam tatkräftiger somit mächtiger als der Feind zu sein. Viele Augen sehen und viele Ohren hören einfach mehr und viele Beine, Arme und Hände verteidigen die Gruppe erfolgreicher. Das gibt nicht nur Sicherheit, es garantiert auch Nahrung. Darüber hinaus gibt eine soziale Gruppe

Halt und Hilfe, um sich in der Welt der überall lauernden Gefahren besser zurechtzufinden.

Ja, den Herdentrieb so dreist auszunutzen, ist, bezogen auf den Massenkonsum von hochgradig süchtig machenden, giftigen Zigaretten, durchaus verwerflich und hinsichtlich der vielen gefährdeten Kinder und Jugendlichen total unverantwortlich, aber so ist es nun mal. Die Tabakkonzerne fokussieren ihre Werbemaßnahmen auf eben diese Gruppendynamik von Rauchern und die, die es werden sollen. Immerhin sind allein in Deutschland etwa 20 Millionen Menschen nikotinabhängig (Quelle WHO). Ist ein Raucher erst einmal ein Teil der „Herde", geht es den Zigarettenherstellern nur noch um die Gunst für eine bestimmte Zigarettenmarke und das Halten dieser eifrig zahlenden „Dauer-Verbraucher" mittels professioneller Gehirnwäsche durch die Werbung. Den Rest erledigt die teuflische Sucht von ganz alleine.

Die meisten Raucher bleiben ihrer Marke in der Regel treu, nur manche wechseln ab und zu. Ich erinnere mich daran, dass mein Vater die Zigarettenmarke „Reval" solange rauchte bis er starb. Wahrlich ein Idealfall für Tabakfirmen, denn so bleibt der Umsatz im Konzern und wandert nicht zur Konkurrenz. Dem Fiskus ist der Kampf der Zigarettenkonzerne um Marktanteile sowieso Jacke wie Hose. Er ist der große Gewinner im Deal mit dem Nikotin. Markentreue hin oder her, der deutsche Staat kassiert seinen Anteil von etwa 80 % von jeder verkauften Suchtpackung. Aus meiner Sicht zwar unfassbar und ethisch vollkommen absurd, aber das ist leider die traurige Realität.

DER GANZ NORMALE WAHNSINN:
GRUPPENZWANG UND HERDENTRIEB IM ALLTAG.

Neulich war ich in einem mehr oder weniger mäßigen Konzert. Plötzlich beginnt jemand zu applaudieren und alle im Konzertsaal bekunden Beifall, ich ebenfalls, obwohl ich an dieser Stelle alleine, ohne all die anderen Menschen im Saal, niemals applaudiert hätte. Tja. Das nennt man dann wohl Herdentrieb.

Ein anderes Beispiel: Sie kaufen bei Amazon einen Staubsaugerroboter.

A) Das eine Gerät Ihrer Wahl ist recht teuer, hat aber bereits viele sehr gute Bewertungen bekommen.

B) Ein anderer Sauger weist ein sehr gutes Preis-Leistungs-Verhältnis auf, ist jedoch neu im Sortiment und hat noch keine Bewertungen erhalten.

Für welches der Angebote entscheiden Sie sich? Nun. Wenn Sie so ticken wie die meisten Online-Käufer, entscheiden Sie sich für A. Sie ahnen es schon… Herdentrieb. In einem Bahnhof, auf dem Sie vorher noch nie waren, folgen Sie der Masse zum Ausgang. Die anderen werden sicher wissen, wo es lang geht. Sie folgen der Herde.

Ein letztes Beispiel: Wenn Ihre Kollegen eine Raucherpause einlegen, passiert es Ihnen auch, dass Sie sich, ohne großartig nachzudenken, anschließen und gemeinsam eine rauchen gehen? Ebenfalls Herdentrieb.

Ob es sich um 20 Millionen Menschen oder nur eine Gruppe von 5 Rauchern handelt, wir tun es der Herde gleich. Aber warum ticken wir so? Nun, zum einen ergibt sich das, wie beschrieben, aus unserem evolutionären Sozialverhalten. Es ist aber auch, ganz schlicht ausgedrückt, der reine Kollektivzwang. Wie war das damals? Vielleicht wollten Sie so cool sein, wie der oder die auf dem Plakat, locker wie Ihre Freunde, Ihr älterer Bruder oder Ihr Vater. Möglicherweise rümpften Sie einst beim Anblick gleichaltriger Nichtraucher sogar die Nase, nur um zu zeigen: „Schaut her! Ich bin mit der lässigen Kippe im Mundwinkel um einiges erwachsener als ihr". Die Überzeugung, in der Bande der Raucher akzeptiert und integriert zu sein, gab Ihnen irgendwie das Gefühl der Sicherheit und der Stärke.

DAS RUDEL DER RAUCHER
ERFINDET SEINE EIGENE WAHRHEIT.

Auch das ist Herdenzwang: In der homogenen Fraktion der Raucher sind die Menschen im Allgemeinen der Meinung, das Rauchen entspannt, Passivraucher sind empfindlich, die Zigarettenindustrie versucht gar nicht, die Menschen süchtig zu machen, Rauchen ist Genuss und so weiter. Aber wenn 20 Millionen, in die Irre geleiteten Raucher Dummheiten behaupten, dann werden diese Thesen deshalb noch lange nicht zur Wahrheit. In der Armee der Raucher will sich niemand von der gegnerischen (intoleranten) Armee der Nichtraucher die Butter vom Brot nehmen, geschweige denn sich mit Regeln und Verboten gängeln lassen. Bis vor einigen Jahren konnte der Nichtraucher das noch weitaus häufiger am eigenen Leib spüren. Nichtraucherrechte damals? Fehlanzeige. Der gesund denkende und handelnde Mensch hatte in der Regel das Nachsehen. Das Credo der damaligen Zeit: Geraucht wird immer und überall, wen das stört, der soll sich verziehen. Glücklicherweise hat sich das Blatt mittlerweile und berechtigterweise sehr zugunsten der nicht rauchenden Gesellschaft gewendet. Die Raucher werden heute ganz zu Recht in ihre Schranken verwiesen. Umso absurder wirkt es aber auch, dass viele Raucher sich aktuell diskriminiert fühlen, wenn es um die Frage der Einschränkungen ihrer Raucherrechte geht.

TROTZ BEWÄHRTEM HERDENTRIEB
KEIN ÜBERLEBENSVORTEIL.

Der Herdentrieb ist tief in uns Menschen verankert und bietet, wie erläutert, eine sichere Überlebensstrategie. Auch wenn wir immer wieder auf den uralten Werbetrick „Wenn es so viele brauchen, muss es gut sein," hereinfallen, sollten wir doch skeptisch bleiben und uns genau überlegen, auf welche Weise und zu welchem Zweck uns die listenreiche Reklame der Tabakkonzerne versucht, zu manipulieren. Gerade die treiben es mit dem Herdentrieb-Effekt doch auf die Spitze, denn es ist lächerlich und geradezu grotesk zu behaupten, je mehr Menschen glauben, dass das Rauchen eine gute Sache ist, umso sinnvoller ist die Werbung dafür. Vielmehr ist das Gegenteil der Fall.

Auch, wenn noch so viel Werbung für die Zigarette betrieben wird, jeder vernünftige Mensch, weiß, dass das Rauchen, rational betrachtet, ausschließlich Nachteile bietet. Das allerdings verschweigen die Tabakkonzerne, denn die Wahrheit, nämlich Sucht und gesundheitlicher Schaden macht sich nicht allzu gut bei den weltweiten Millionen von nikotinabhängigen Konsumenten.

„Wenn es doch so viele tun, dann kann es ja nicht verkehrt sein", sagen die Raucher. Diese Meinung wird von den Tabakkonzernen immer gern bedient. Hier wird wohl deutlich, wie fragwürdig die Zigarettenwerbung der Tabak-Dealer in Wirklichkeit ist.

RAUCHEN IST OUT. NICHTRAUCHEN IST IN.

Die wahren Helden der Rauchprävention sind alle (nichtrauchenden) Ärzte, die Deutsche Krebshilfe, die Krankenkassen, viele vorbildliche Prominente, Lehrer und Professoren, die privaten Schutz- und Interessengemeinschaften, alle gesundheitsbewussten Unternehmer, die vielen Social-Media-Initiativen und Nichtrauchervereine, der Deutsche Sportbund, die vielen Coaches von Nichtraucherseminaren und nicht zuletzt alle nichtrauchenden Eltern, Freunde, Verwandte und Bekannte.

All diese Menschen und Initiativen zur Rauchprävention verdienen Respekt und Dankbarkeit, denn sie helfen uns unermüdlich im Kampf gegen den Nikotinmissbrauch.

All diese Menschen und Initiativen zur Raucherprävention verdienen unseren Respekt und unsere Dankbarkeit, denn sie helfen uns unermüdlich im Kampf gegen den Nikotinmissbrauch und gegen die, damit einhergehenden Milliardengeschäfte mit legalen Drogen.

Im Jahr 2018 nahm allein der deutsche Fiskus 14 Milliarden Euro (!) an Tabaksteuer ein. Das ist der fragwürdige Ertrag eines erfolgreichen Herdentriebes von bemitleidenswerten Menschen, die in Abhängigkeit geraten sind. Die Tabaksteuer ist definitiv die ertragreichste Verbrauchersteuer nach der Energiesteuer.

Spätestens hier erkennen Sie nun klar und deutlich, warum Deutschlands Drogenpolitik offensichtlich überhaupt kein Interesse daran hat, nikotinsüchtigen Menschen nachhaltig zu helfen oder Kinder und Jugendliche vor dem Rauchen zu schützen. Ganz offensichtlich fehlt es den verantwortlichen Staatsmännern des Landes bislang an jeglichem Verantwortungsbe-

TIPP

▶ Zigarettenkonzernen und dem Fiskus ist es völlig egal, ob Sie die allerschlimmsten Krankheiten bekommen. Sie nutzen den Herdentrieb, um mit Ihnen auf Kosten Ihrer Geschäfte zu machen. Akzeptieren Sie bitte deshalb ab sofort keine falschen Werbeversprechen mehr.

▶ Freuen Sie sich auf Ihr neues gesundes Leben ohne Zigaretten und darauf, nie wieder für Ihre Sucht bezahlen zu müssen.

▶ Schlagen Sie sich ab sofort auf die Seite der Nichtraucher und lassen Sie keine Argumente gelten, die für das Rauchen sprechen.

▶ Halten Sie die „Herde der Raucher" nicht mehr für eine Hilfsgruppe gleichgesinnter Leidensgenossen, denn Sie sind schon bald kein Mitglied mehr.

wusstsein. Vielleicht lesen dieses Buch aber auch ein paar ehrliche, mutige und vorausschauende Politiker, welche die Gefahr erkannt haben und es sich zu ihrer Pflicht machen, dem fragwürdigen Geschäft mit Tabak endlich ein Ende zu setzen. Die Bevölkerung, aber insbesondere Kinder und Jugendliche haben ein Recht darauf. Es ist an der Zeit.

DER BESTE ZEITPUNKT, DIE BESTE CHANCE.

Sie war noch nie so groß, wie heute. Während die Zigarettenkonzerne Sie als Geschäft auf Lebenszeit betrachten, ist es die andere Seite, nämlich die Gruppe der Nichtraucher, die das Ruder im Laufe der letzten 15 Jahre für Sie und Ihre Gesundheit herumgerissen hat. Sehen Sie bitte deshalb Ihre große Chance in dieser Zeit, mit Überzeugung zum Nichtraucher zu werden. Vergessen Sie alle leeren Werbeversprechungen. Treffen Sie einfach die beste Entscheidung Ihres Lebens. Sie sind nicht allein. Wechseln Sie die Herde und werden ein stolzer, unabhängiger Nichtraucher.

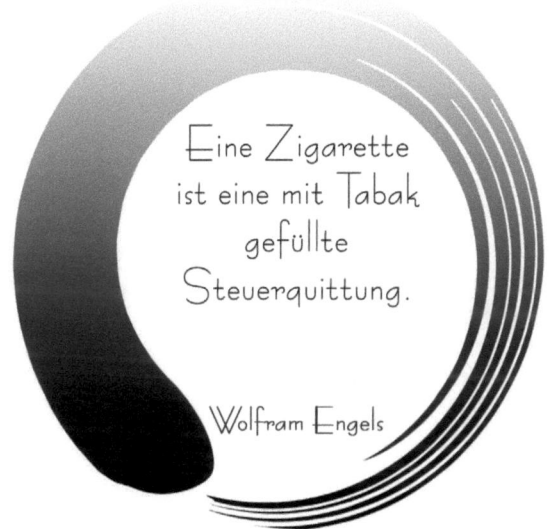

Eine Zigarette ist eine mit Tabak gefüllte Steuerquittung.

Wolfram Engels

Mit Achtsamkeit und Vernunft den Tyrannen in Ihnen besiegen.

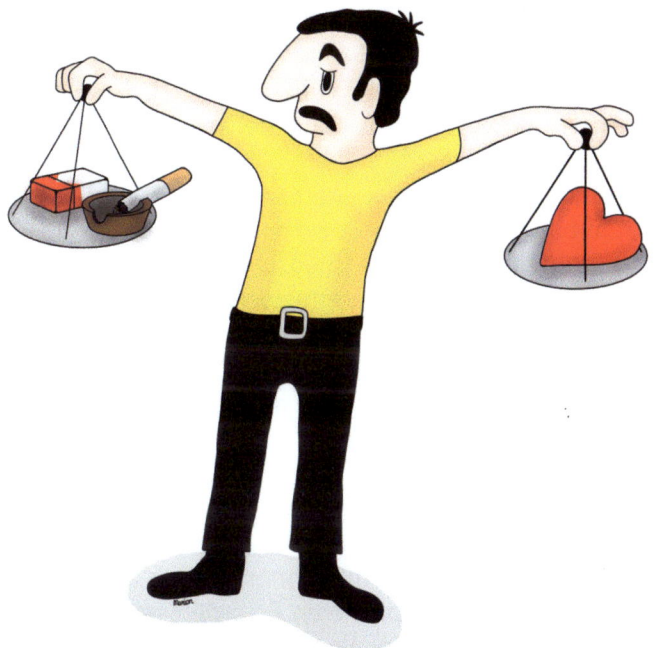

Sie kennen den Feind in Ihnen nur allzu gut, den grausamen, unbarmherzigen Tyrannen, der Sie seit Jahren mental gefangen und an der Kette der Nikotinsucht hält. Das hässliche Scheusal ist leider nicht im Geringsten an der Realität interessiert. Es ist dieses verlogene Monster, der üble Gegenspieler Ihrer rationalen und vernunftbegabten Gedankenwelt. Wenn Sie Ihrem Nikotintyrannen ein Gesicht verschaffen wollen, dann empfehle ich Ihnen, ihn sich wie Tolkiens „Gollum" im Film „Herr der Ringe" vorzustellen, der nichts anderes tut, als ständig auf der Suche nach seinem „Schatz" zu sein.

Gollum ist genauso gestrickt wie der Nikotintyrann in Ihrem Kopf, verlogen, listenreich, gierig, ängstlich und tückisch. Um zu bekommen, was er will, nämlich seinen Nikotinschuss, überzeugt er Sie immer und immer wieder vom höchsten Genuss und einem kurzen Glücksgefühl, bis Sie sich kurz danach erneut die nächste Kippe anzünden. Das tut er so lange, bis Sie davon überzeugt sind, dass Sie gern rauchen und meilenweit dafür gehen, Hauptsache, Sie gehen nicht in die Luft.

Sie erfahren dann die Zigarette als Ihren Freund, der es gut mit Ihnen meint. Darüber hinaus werden Sie ja auch von Ihren rauchenden Mitmenschen und dank Herdentrieb sowie durch die Zigarettenwerbung in Ihrer ganzen Denkweise bestätigt. So absurd es ist, Sie glauben unter all diesen fürchterlichen inneren und äußeren Einflüssen, sei es in Ordnung und richtig zu rauchen, obwohl es Ihnen ausschließlich Schaden zufügt.

Dieser Teufelskreis, dieses Tauziehen in Ihrem Kopf lässt sich nur unterbrechen, wenn Sie sich wachsam auf das konzentrieren, was Ihre Vernunft Ihnen rät. Wenn Sie das nicht tun, wird der „Gollum" in Ihnen niemals aufhören, für das Weiterrauchen zu plädieren. Er fordert seinen „Schatz". Hüten Sie sich vor seinen Verführungskünsten. Er ist alles andere, als Ihr Freund, vielmehr ist er ein Heuchler, dem es egal ist, welche schlimmen Schäden Sie durch das Rauchen davontragen.

BITTE STELLEN SIE SICH NICHT DIE FALSCHEN FRAGEN.

Soviel ist Ihnen mittlerweile sicherlich klar geworden: Das eigentliche Problem ist nicht das Nikotin in Ihrem Körper, denn der Entzug ist nach kurzer Zeit vorbei. Die Herausforderung, der es sich zu stellen gilt, ist die Beseitigung des Verlangens, der falschen Verdrahtung in Ihrem Kopf. Dafür ist es notwendig, dass Sie Ihre Wahrnehmung der vermeintlichen Vorteile des Zigarettenrauchens erkennen, einkreisen und achtsam, das heißt bewusst, beginnen, das schädliche Programm kategorisch abzulehnen.

Es geht nicht um die Frage, warum es so schwer ist, mit dem Rauchen aufzuhören. Die Fragen, die Sie sich eindringlich stellen müssen, wenn Sie ein Nichtraucher werden wollen, sind: Warum zünde ich mir ständig eine Zigarette an? Warum glaube ich an das Gute daran, mir Tag für Tag, Monat für Monat und Jahr für Jahr diese Dinger in den Mund stecken zu müssen und sie dann auch noch anzuzünden?

Wenn Sie konzentriert, achtsam und rational über das Rauchen nachdenken, dann werden Sie schon sehr bald den glühenden Herzenswunsch haben, damit aufzuhören. Denn jeder Zug an der Zigarette fügt Ihnen in Wahrheit einen gefährlichen gesundheitlichen und mentalen Schaden zu. Konzentrieren Sie sich daher immer auch auf die schlimmen Folgen, die das Rauchen mit sich bringen kann. Das Ergebnis Ihrer Achtsamkeit: Am Ende werden die Nachteile über die falschen Vorteile des Rauchens triumphieren.

MIT VERNUNFT UND WACHSAMKEIT HABEN SIE DIE REALITÄT FEST IM GRIFF.

Der Nikotintyrann in Ihnen ist ein Lügner. Wenn Sie jedoch das Rauchen ab jetzt wachsam, vernünftig und rational angehen, dann schlagen Sie sich auf die Seite der Wahrheit. Und die Wahrheit ist der Feind des Nikotinmonsters. Rauchen ruiniert Ihre Gesundheit. Es belästigt andere Menschen. Es schmeckt nicht, hält Sie in einer Dauerschleife des Entzugs, ist überflüssig und teuer und aus all diesen Gründen leider auch ziemlich dumm. Und genau das sagt Ihnen Ihr Vernunft, wenn Sie aufmerksam auf sie hören. Wenn Sie Ihren Scharfsinn zurate ziehen, haben Sie die Realität fest im Griff. Dann sind Sie zwar nicht mehr der Held, wenn Sie Zigaretten rauchen und wirken auch nicht sexy, wenn Sie eine Zigarette im Mundwinkel oder zwischen Ihren (teergelben) Fingern halten, aber Sie sind jetzt ehrlich zu sich und erfahren die Wahrheit.

In dem Augenblick, in dem Ihre Vernunft ins Spiel kommt, dreht sich alles um die Gründe, warum Sie nicht rauchen sollten.

Wenn Sie nicht ehrlich zu sich selbst sind, dann hat das verlogene Nikotinmonster mit den falschen Gründen, warum Sie rauchen, die Macht über Sie. Dann sind Sie das zu bemitleidende Opfer, angewiesen auf die Kippe und Ihrer Freiheit beraubt. So stecken Sie weiterhin in der aussichtslosen Nikotinfalle. Sagen Sie also Stopp und vertrauen Sie wachsam, konzentriert und ausschließlich Ihrer Vernunft.

TRAUERN SIE BITTE KEINER ILLUSION NACH,
SOBALD SIE NICHT MEHR RAUCHEN.

Es ist absurd, aber die meisten Raucher sagen: „Ich bin gerne Raucher, aber ich hasse das Rauchen". Das ist so, als wenn Sie sagen, ich bin gern ein Autofahrer, doch ich hasse es, Auto zu fahren.
Ein Raucher weiß genau, dass Zigaretten stinken, sinnlos, schmutzig und gefährlich sind, kann aber trotzdem nicht aufhören, sie zu rauchen und wünscht sich, er hätte niemals damit angefangen. Sobald er mal nicht rauchen darf, trauert er einem Hirngespinst nach, einer Illusion, etwas, dass es überhaupt nicht gibt. Am Ende fühlt sich ein Raucher schlecht, wenn er rauchen darf und er fühlt sich ebenfalls schlecht, wenn er nicht rauchen darf. Das ist dann der Teufelskreis, in dem er jedes Mal der Verlierer

ist. Es gibt nur eine Möglichkeit aus dieser Zwickmühle, diesem Dilemma herauszukommen: Hören Sie auf Ihre Vernunft und damit auf, es zu verherrlichen, ein Raucher zu sein. Damit sind Sie auf dem schnellsten, einfachsten und besten Weg, in Ihr neues, rauchfreies Leben.

GEBEN SIE DEM VERLOGENEN
NIKOTINTYRANNEN KEINE CHANCE.

Widersetzen Sie sich. Trotzen Sie dem Monster. Bieten Sie dem Nikotintyrannen siegessicher die Stirn und sagen Sie fest entschlossen „NEIN". Es wird keine Leere in Ihrem Leben geben. Erkennen Sie einfach, dass es nichts gibt, was Sie aufgeben und erleiden müssen. Machen Sie sich klar, dass Sie nichts verlieren, wenn Sie mit dem Rauchen aufhören, sondern nur gewinnen können. Gewöhnen Sie ab jetzt Schritt für Schritt an das Gefühl, ein Nichtraucher zu sein und genießen Sie dieses Gefühl stolz und selbstbewusst.

SO FINDEN SIE IHREN AUSGANG
AUS DEM LABYRINTH IN DIE FREIHEIT.

Wenn Sie einen lieben Verwandten oder einen Freund verlieren, dann gehen Sie durch eine Phase der Trauer. Diese Trauer empfinden Sie in der Regel nicht so stark als körperlichen, aber auf jeden Fall als emotionalen Schmerz. Es ist ein Trauma, dass Sie empfinden, ein fürchterlicher Verlust. Genau dieses Trauma durchlebt ein angehender Nichtraucher oft, wenn er glaubt, die Zigarette sei sein guter Freund. Deshalb ist es so wichtig, zu erkennen, dass die Kippe niemals Ihr Freund oder Ihre Stütze ist. Es ist vielmehr genau das Gegenteil.
Sie sind doch auch nicht böse, wenn jemand aus Ihrem Umfeld, den Sie auf den Tod nicht ausstehen konnten,

ein mieser Nachbar, ein tyrannisierender Chef oder eine hinterhältige Kollegin verschwindet. Dann trauern Sie ganz bestimmt nicht um diese Menschen, sondern Sie leben ganz normal und zufrieden weiter, ohne dass Ihnen auch nur das Geringste im Leben fehlt.

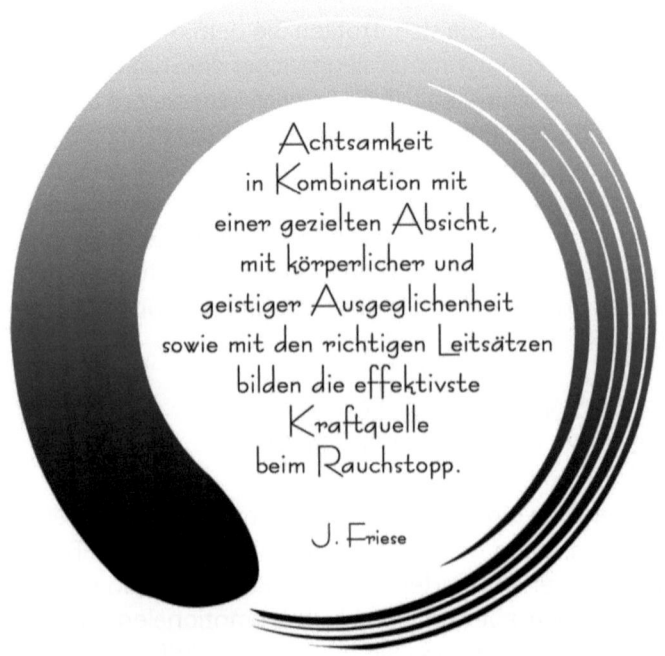

Achtsamkeit
in Kombination mit
einer gezielten Absicht,
mit körperlicher und
geistiger Ausgeglichenheit
sowie mit den richtigen Leitsätzen
bilden die effektivste
Kraftquelle
beim Rauchstopp.

J. Friese

Kapitel 3

Das absurde Zusammenspiel zwischen Körper und Geist.

Aufschieberitis und was man dagegen tun kann.

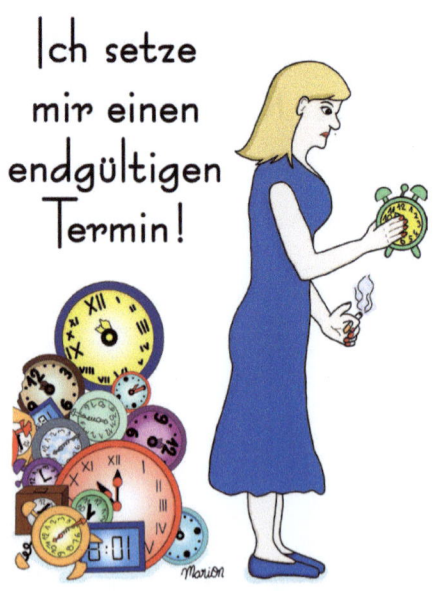

Ich setze mir einen endgültigen Termin!

Wie lange haben Sie Ihren Wunsch, mit dem Rauchen aufzuhören, auf die lange Bank geschoben? Sind es Wochen, Monate, vielleicht sogar schon Jahre? Das muss Sie nicht beunruhigen, denn Sie befinden sich in guter Gesellschaft. Es gibt wohl kaum einen Menschen, der nicht hin und wieder wichtige Aufgaben oder Entscheidungen vor sich herschiebt. Offensichtlich schludern wir Menschen gern. Ja, im Schleifenlassen sind viele von uns richtig gut. Mir kommt beim Schreiben dieser Zeilen meine Steuererklärung in den Sinn, die ich bereits vor sechs Monaten hätte abgeben sollen, aber aus tausend anderen, vermeintlich wichtigeren Gründen immer wieder auf Eis lege. Aus den Augen, aus dem Sinn. Warum hat sich eine

Bekannte von mir im Fitness-Studio angemeldet, wenn Sie dort seit Wochen nicht mehr trainiert? Viele von uns neigen zur Nachlässigkeit, die Dinge einfach zu verschleppen. Dabei ist der Handlungsaufschub von Angelegenheiten, die wir zu bewältigen haben, eigentlich vollkommen irrational. Getan werden muss es ja über kurz oder lang, denn es erledigt sich so gut wie nichts von selbst.

Der Grund, warum Menschen wichtige und notwendige Handlungen aufschieben, liegt darin begründet, dass es uns generell schwerfällt, etwas zu tun, ohne *sofort* dafür entlohnt zu werden.

Den Lohn der Mühe erhalten wir erst zu einem späteren Zeitpunkt, aber die Aussicht auf Würdigung unserer Anstrengungen in weiter Ferne motiviert uns oft nicht, sondern nimmt uns häufig die Ausdauer und macht uns träge. Wenn Sie so ticken wie die meisten Menschen, dann empfinden Sie die Steuererklärung als lästig, unangenehm und bürokratisch. Aber andererseits: Haben Sie sie erstmal hinter sich, ist alles wieder im Lot und Sie fragen sich: „Wieso habe ich es nur so lange aufgeschoben? So schlimm war das doch gar nicht." Exakt dieselbe Erkenntnis werden Sie wenige Tage nach Ihrem Rauchstopp haben.

ALLE WOLLEN SCHLANK UND GESUND SEIN.

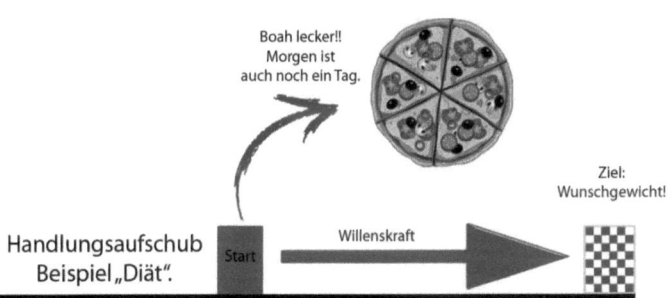

Boah lecker!!
Morgen ist
auch noch ein Tag.

Ziel:
Wunschgewicht!

Handlungsaufschub
Beispiel „Diät".

Start

Willenskraft

Ohne Achtsamkeit, Zielstrebigkeit, Motivation und Durchhaltevermögen bleibt das jedoch fast immer nur reines Wunschdenken. Ach, wäre da doch nicht ständig der kleine Mann im Ohr, der mir sagt: „Was soll's, mach es dir bequem, morgen ist auch noch ein Tag." Dieser Quälgeist, Ihr innerer Schweinehund, hasst jegliche Veränderung. Damit ist er der perfekte Komplize für das Nikotinmonster. Dafür liebt und verteidigt er mit Vehemenz Ihre bestehenden und bewährten Denk- und Verhaltensmuster des Rauchens. Wenn Sie dort den Hebel ansetzen, tobt das Monster und mobilisiert so ziemlich alles in Ihrem Körper, um Sie davon abzuhalten. Das Gefühl ist übrigens auch Nichtrauchern bekannt.

Hier ein Beispiel: Wenn Sie während einer Diät die Wahl zwischen Salat und einer gut garnierten Pizza haben, was glauben Sie, welche Entscheidung fällt Ihnen leichter? Natürlich ist es absurd, in einer Diät eine 2.000-Kalorien-Pizza-Bombe zu verzehren, denn dann ist es ja keine Diät mehr. Aber was ist es dann? Nun, ganz einfach: Wenn Sie die allzu verlockende italienische Teigware genüsslich an Ihren Geschmacksrezeptoren vorbei in Ihren Magen wandern lassen, dann ist es ein Handlungsaufschub der Diät. Sie vertagen auf diese Weise die Belohnung durch das Erreichen Ihres Wunschgewichts und belohnen sich lieber sofort. Kommt Ihnen diese Verzögerungstaktik in Bezug auf das Rauchen aufgeben irgendwie bekannt vor? Kein Wunder. Da läuft's genauso.

DIESE VERDAMMTE VERSUCHUNG.

Wäre da nicht diese (gefühlte) fürchterlich zähe Zeitspanne zwischen Aufwand und Ertrag, alles würde uns leichter von der Hand gehen und die leidige Aufschieberitis hätte ein Ende. Unser ungeduldiger innerer Schweinehund „versucht" uns ständig zu verführen. Die leckere

Pizza gibt es sofort, das Traumgewicht aber erst viel später. „Denk' nicht weiter nach und nimm erstmal die Pizza!" Das bellt uns der innere Schweinehund entgegen. Die schnelle Belohnung gönnen wir uns dann erst einmal sofort und sehen danach weiter mit unserer Wunschfigur. Wenn Sie es aber auf diese Weise angehen, erreichen Sie leider nur äußerst selten Ihre gesteckten Ziele. Für Ihre Ziele und Erfolge benötigen Sie nun mal einen längeren Atem und dafür müssen Sie ein bestimmtes Maß an Bedacht, Zielstrebigkeit, Motivation und Durchhaltevermögen aufzubringen. Die gute Nachricht: Diese Tugenden sind leicht trainierbar, aber dazu später mehr.

EIGENTLICH WOLLTE ICH HEUTE DIE WELT RETTEN,
ABER ES REGNET.

Manfred, wir kennen uns nun schon seit über 40 Jahren, ist ein angenehmer und positiver Zeitgenosse mit etwas Übergewicht und immer wiederkehrenden Neujahrsvorsätzen. Er ist jedes Mal regelrecht begeistert, wenn er seine Pläne, Absichten und Vorstellungen zum Vortrag bringt. „Leute, das ist es: In diesem Jahr habe ich mir vorgenommen, mit einer ganz speziellen, bahnbrechenden Diät definitiv 15 Kilo abzuspecken." Dabei ist sein Gesichtsausdruck optimistisch. Seine Stimme klingt unbeirrt, unbeugsam und standhaft. Trotz aller guten Vorsätze nimmt er leider von Jahr zu Jahr durchschnittlich ein Kilo zu. Auch regelmäßig mehr Sport zu betreiben, setzt er nicht wirklich in die Tat um. Es bleibt einfach beim Wunsch, zum Beispiel weniger Schokolade zu essen, sich gesünder zu ernähren, das Auto einen Tag in der Woche stehenzulassen oder täglich 50 Sit-ups gegen den Bauchspeck zu machen. Der gute Vorsatz verhalf Manfred stets zu einem euphorischen, kurzfristigen Motivationsschub. „Ab dem 1.1. geht's los. Ich bin schon ganz aufgeregt! Hey! Dieses Mal schaffe ich es! Ganz bestimmt!" All seine Vorhaben verliefen jedoch bislang immer ins Leere.

Woran lag das? Nun, Manfred hatte zwar immer die besten Vorsätze, die sein Leben verbessern sollten, doch er hing noch an all den alten Gewohnheiten mit all ihren vermeintlichen Vorteilen. Aus diesem Grund ließ sich sein innerer Schweinehund auch nie dauerhaft überzeugen. Manfred dachte sich „Übergewicht? Klar, da muss ich etwas tun. Aber es ist auch verdammt angenehm, in gemütlicher Runde lecker und ausgiebig zu speisen. Zu wenig Sport? Stimmt, das sollte ich ändern. Andererseits mache ich mir auch nicht vorzeitig die Gelenke kaputt und genieße die wohltuende Ruhe auf der Couch. Morgen ist auch noch ein Tag. Zu viel Schokolade? Ja, richtig. Aber für mich ist Schoki nun einmal der Stress-Killer Nummer eins. Ich kann aber jederzeit damit aufhören, wenn ich will."

Es sind die „eingefleischten Gewohnheiten", denen wir, aus welchen Gründen auch immer, eine große Bedeutung einräumen. Genau auf diese Weise reden sich auch alle Raucher, die absurdesten Gründe ihrer eingefleischten Rauchgewohnheit immer wieder schön. So bleiben alle Raucher das Opfer ihres Nikotintyrannen und ändern auf diese Weise nichts.

Fazit: Der Wunsch alleine bewegt überhaupt nichts. Wünsche ohne jede Begeisterung, ohne dauerhafte Motivation und Durchhaltevermögen sind schwach. Sie bleiben kraft- und sinnlos.

ENTZIEHEN SIE DEN SCHLECHTEN GEWOHNHEITEN
DIE NICHT VORHANDENEN VORTEILE.

Auch zum Raucher passt das Sprichwort: „Eigentlich wollte ich heute die Welt retten, aber es regnet." So geht es tagtäglich Millionen von Menschen auf der Welt, wenn sie mit besten Vorsätzen mit dem Rauchen aufhören wollen.

Sie scheitern aber letztendlich immer wieder aufgrund unzureichender Achtsamkeit, Begeisterung, Zielstrebigkeit, Motivation und Durchhaltevermögen.

Der Trick in der Phase der mentalen Vorbereitung auf den Rauchstopp funktioniert folgendermaßen: Entziehen Sie dem Rauchen zunächst die falschen, in Wahrheit nicht vorhandenen Vorteile. Beobachten Sie dabei achtsam Ihre Wahrnehmungen und Gedanken. Verinnerlichen Sie Tag für Tag die Vorteile für ein Leben ohne Zigarette. Wenn Sie die Veränderung zum überzeugten Nichtraucher konsequent wachsam, bedächtig und mit allen Sinnen angehen, dann wird das Rauchen aufgeben zu Ihrem „Herzenswunsch" und somit Ihre Rüstung für Ihren Sieg über den Nikotintyrannen. Fangen Sie am besten sofort damit an, wenn Sie nicht schon einige Seiten dieses Buches zuvor damit begonnen haben.

MIT ACHTSAMKEIT RAUS AUS DER OPFERROLLE.
SO ÜBERLISTEN SIE IHREN NIKOTINTYRANNEN.

Ohne Zigaretten können Sie nicht arbeiten? Ohne Zigaretten können Sie nicht gesellig sein? Ohne Zigaretten können Sie sich nicht entspannen? Ohne Zigaretten können Sie nichts wirklich genießen? Ohne die Zigaretten gibt es eine Leere in Ihrem Leben? Ohne Zigaretten erleiden Sie ein Verlustgefühl? Ist es das, womit Sie der Nikotintyrann ständig verunsichert und verführt? Dann ist es höchste Zeit, sich zu rüsten gegen das Scheusal. Mit einem Masterplan.

BITTE RAUCHEN SIE AB JETZT MIT ALLEN SINNEN.

Wenn Sie rauchen, dann rauchen Sie bitte wie immer, nur ganz wach, bedachtsam und ganz auf den Augenblick konzentriert. Rauchen Sie mit allen Sinnen. Seien Sie ganz bei der Sache. Versuchen Sie, bei jeder Zigarette, bei jedem Zug, in jeder Sekunde zu ergründen, ob es wirklich die wahren Vorteile sind, die Ihnen das hinterlistige Nikotinmonster in Ohr flüstert. Wenn Sie das Rauchen mit wachem Interesse (Achtsamkeit) angehen, werden Sie sehr bald feststellen, es handelt sich bei Ihrem imaginären „Freund" nicht um einen aufrichtigen Ratgeber, sondern um einen miesen, kleinen Lügner, Betrüger und Verführer. Beenden Sie Ihre sklavische Opferrolle, denn als Nichtraucher sind Sie keine Beute, sondern der Herr Ihres inneren Schweinehundes. Beobachten Sie ab jetzt Stunde für Stunde und Tag für Tag Ihr Rauchen achtsam und beantworten sich dabei diese Fragen:

Wie fühlt sich die Zigarette zwischen den Fingern an? Wie schmeckt der Rauch, wenn Sie ihn einige Sekunden im Mund behalten? Wie lange nach der letzten Zigarette spüren Sie, dass Sie wieder unruhig werden, weil der Nikotinpegel gesunken ist? Gehen Sie wieder einmal nur rauchen, weil Sie dem Herdentrieb folgen? Ist es wirklich so toll bei Regen und Kälte vor der Tür zu rauchen, um diese innere Unruhe zu beseitigen? Wie stark ist der Entzugsdruck am Morgen vor der ersten Zigarette? Wie hört sich Ihr Husten morgens im Bad an? Wie stinkt der volle Aschenbecher? Wie riechen Raucher im Bus, nachdem Sie Ihren letzten Zug schnell noch vor dem Einsteigen genommen haben? Werden Sie panisch, wenn die Packung leer ist und kein Automat in der Nähe ist? Haben Sie sich gerade geärgert und müssen darauf erst mal eine rauchen? Fahren Sie wieder einen Umweg, um schnell noch eine Stange Fluppen zu kaufen? Wie viel Zeit haben Sie vertan, wenn Sie rauchen? Haben Sie während Ihrer Arbeit Stress, weil Ihnen durch die vielen Raucherpausen die Zeit zur Erledigung Ihrer Aufgaben davonläuft? Sieht der Raucher im Auto neben Ihnen wirklich lässig aus? Wirkt die Mutter schick, frei und verantwortungsvoll, wenn sie rauchend den Kinderwagen vor sich herschiebt? Nervt Sie der junge Kollege, der bei Ihnen immer wieder eine Kippe schnorrt? Was denken Sie, wenn Sie Jugendliche rauchend an ihrem Treffpunkt abhängen sehen? Wie viel Geld haben Sie heute und die ganze Woche sinnlos in die Luft verpafft? Was hält Sie jetzt in diesem Moment davon ab, sofort aufzuhören? Vor was haben Sie konkret Angst, wenn man Ihnen jetzt die Zigaretten für immer wegnehmen würde? Wenn Sie diese oder ähnliche Fragen ehrlich und offen beantworten, dann durchschauen Sie schon sehr bald das Spiel, welches bislang immer nur von einem gewonnen wurde. Aber das wird sich ändern, denn die Chancen stehen gut für Sie.

Mit Achtsamkeit und Ehrlichkeit geht alles im Leben leichter, denn wenn Sie wach und aufmerksam sind, erkennen Sie schnell die Wahrheit und wissen, wer Sie hinters Licht führen will. Dann sind Sie Ihrem Nikotintyrannen schon bald jedes Mal einen Schritt voraus. Das sind doch gute Voraussetzungen, den Kampf zu gewinnen.

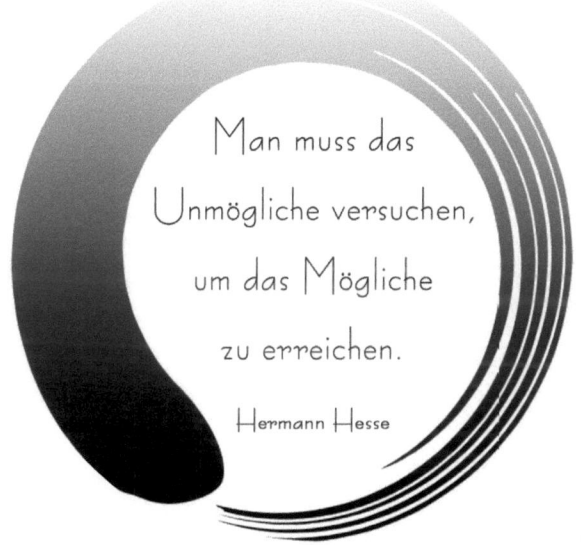

Man muss das Unmögliche versuchen, um das Mögliche zu erreichen.

Hermann Hesse

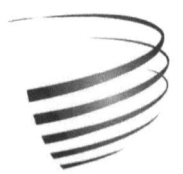

Warum Ekelpackungen keine Wirkung haben.

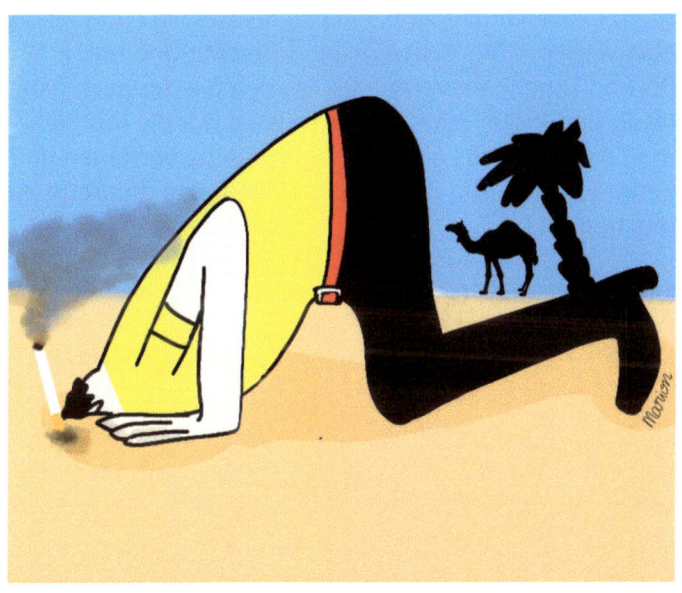

Warum fiebere ich ständig der nächsten Zigarette entgegen? Eine gute Frage. Sie hören nach jeder Zigarette mit dem Rauchen auf. Das Aufhören ist also nicht das Problem. Das Problem lautet: Warum zünde ich mir ständig wieder eine an? Zwanzig Zigaretten täglich, 140 in der Woche, 560 im Monat, über 6.000 im Jahr. Wozu dieser absurde Wahnsinn, trotz aller Warnhinweise und grauenerregender Schockbilder auf der Zigarettenpackung sowie schwerer gesundheitlicher Folgen, die darüber hinaus auch noch ein Vermögen kosten?

„Ja klar. Ich kenne die schockierenden Warnhinweise und

auch die gruseligen Bilder", werden Sie vielleicht sagen. „Ach, hätte ich mal nur nicht damit angefangen, dann wäre mir all das Leid erspart geblieben." Das ist allerdings wahr, aber für Sie, verehrte Leserin und verehrter Leser, ist es noch lange nicht zu spät. Sie haben es jetzt in Ihrer Hand ein Höllenszenario, ein wahres Desaster von Ihnen abzuwenden. Mit Achtsamkeit, Überzeugung und einer Portion Durchhaltevermögen werden Sie das auch ganz lässig und locker schaffen. Sie müssen nur die Mechanismen des Rauchens und die Gehirnwäsche verstehen und verinnerlichen, um in Kürze Ihre allerletzte Zigarette zu rauchen.

TÄGLICH GRÜSST DAS MURMELTIER.
WAS LÄUFT DA FALSCH?

Sicherlich stellen auch Sie sich regelmäßig die Frage, warum Sie sich ständig eine Zigarette anzünden müssen und nicht davon loskommen, obgleich sie genau wissen, wie schnell und tödlich das Spiel enden kann. Die Antwort ist mittlerweile klar:

Das Belohnungszentrum im Gehirn sendet ständig die falschen Signale, aber Sie halten sie für korrekt.

Das ist der Grund, warum etwas mit Ihrem Verhalten nicht stimmt. Daran ändern auch die ekelhaftesten Schockbilder und Warnhinweise nichts. Die Gesundheitsrisiken bewirken zwar, dass Sie aufhören wollen, aber sie helfen Ihnen leider nicht dabei. Anstatt Ihrem Belohnungszentrum im Hirn zu signalisieren, gerne alles Mögliche anzunehmen, was richtig, gesund und gut für Ihren Körper und Ihr Wohlbefinden ist, erhalten Sie als Raucher ständig den absurden Impuls, sich tagein und tagaus mit Nikotin zu vergiften.

DER VOGEL-STRAUSS-EFFEKT BEI EKELBILDERN.

Seit 2016 gibt es auch in Deutschland sogenannte Schockbilder auf den Zigarettenpackungen. Es handelt sich um die Durchsetzung einer europäischen Richtlinie, um optisch und psychisch mit maximaler Wirkung auf die gesundheitlichen Schäden des Rauchens aufmerksam zu machen. Auf den Packungen befinden sich Fotografien von verfaulten Zähnen oder zerstörtem Lungengewebe und etlichen anderen schrecklichen, abstoßenden Krankheiten oder menschlichen Horror- und Gruselszenarien.

OFFENSICHTLICH RAUCHEN DIE ERFINDER DER EKELPACKUNGEN NICHT.

Denn genau, wie die textlichen Warnhinweise, die es übrigens bereits seit den 90er Jahren auf Zigarettenpackungen gibt, sind auch die Bilder des Grauens für einen Raucher so gut wie bedeutungs- und deshalb ziemlich wirkungslos. Bereits nach sehr kurzer Zeit der Nikotinabstinenz kann man einen Raucher bekanntlich weder mit Warnhinweisen, noch mit Horrorbildern von den allerschlimmsten Folgen des Rauchens abschrecken. Da ist die Sucht stärker, als das schlechte Gewissen. Ein Raucher lässt es halt einfach nicht zu, dass die geliebte Gewohnheitsschleife des Rauchgenusses durch ekelhafte Gesundheitswarnungen brachiale Schockbilder unterbrochen wird. Die Sucht setzt das Furchtzentrum im Hirn bezüglich der Gefahren des Rauchens nahezu außer Kraft, egal ob es sich um abgestorbene Füße, Leichen oder Krebsgeschwüre handelt. So grauenhaft sich das Horrorszenario auf der Packung auch immer darstellt, Raucher blenden die existierende Gefahr aus, um nicht gänzlich durchzudrehen. Das gemeinsame Credo: Wer raucht, der muss da durch. Im Fall der Fälle behilft sich ein, weniger leidensfähiger

Raucher kurzerhand mit Hüllen aus Kunststoff oder Metall, die er über die Packung stülpt. Das ist dann die absurde Vogel-Strauß-Technik, wenn es um die Wahrheit geht.

UNVERBESSERLICH TROTZ SCHLIMMSTER WARNHINWEISE.

Was macht einen Raucher so panisch, wenn er nur daran denkt, das Rauchen für den Rest seines Lebens aufzugeben? Ein Nichtraucher zu sein ist doch schließlich das Beste, was ihm jemals passieren könnte. Die Antwort auf die Frage ist die Angst. Das Wissen um die Nachteile und die Gefahren des Rauchens und die martialischen Hinweise auf der Packung bewirken beim Raucher nur, dass er davon Angst bekommt. Und was macht ein Raucher, wenn er Angst bekommt? Genau. Er greift mechanisch zur Zigarette und zündet sich eine an. Dann ist die Angst sprichwörtlich wie weggeblasen. Aber die Leidensschleife bleibt. Wenn Sie jedoch, verehrte Leserin und verehrter Leser, mit dem Rauchen aufhören wollen, müssen Sie sich den Fakten stellen. Auch wenn es Ihnen anfänglich schwerfällt, gehen Sie ehrlich, mit offenen Augen und gesundem Verstand, vielmehr achtsam und mit allen Sinnen, mit den Warnhinweisen und erschreckenden Bildern auf der Zigarettenpackung um. Lassen Sie die Botschaften eindringlich auf Sie wirken. Tun Sie dies in der festen Absicht, in Kürze mit dem Rauchen für immer aufzuhören. Sie werden sehr bald feststellen, dass Ihnen diese Art der Gehirnwäsche beim Rauchstopp ungeheuer zum Vorteil gereichen wird.

300 ZIGARETTEN SPÄTER – DER RAUCHMARATHON.

Ja, es ist unappetitlich, aber dennoch empfehle ich Ihnen, sich im Internet auf YouTube einen, vielleicht ekligen, jedoch hochinteressanten und für den Rauchstopp äußerst nachhaltigen Film eines ernüchternden Experiments anzusehen. Falls Sie den Film bereits kennen, schauen Sie sich den Clip dennoch erneut an, vielleicht sogar, während Sie selbst gerade eine Zigarette rauchen.

Er zeigt, wie es aussieht, wenn 300 Zigaretten hintereinander in kurzen Abständen geraucht werden. Der Film veranschaulicht dramatisch, welche sichtbaren Rückstände in der Lunge verbleiben. Sie finden ihn unter dem Titel: „Das passiert mit deinen Lungen nach 30 Tagen Rauchen" von Chris Notap.

Aber keine Angst, es ist nicht ein Raucher, der sich das antut. Die Nikotindosis von 300 Zigaretten direkt hintereinander geraucht, wäre schließlich nicht nur eine böse Vergewaltigung der Lunge, sondern darüber hinaus auch garantiert tödlich. Im Film wird eine „Abrauchmaschine" mit einer Glaskuppel gezeigt, diese wiederum gefüllt mit weißer, klinisch sauberer Watte. Ein Kompressor saugt nun kons-

TIPP

► Nehmen Sie die Scheuklappen ab. Gehen Sie ehrlich mit den Warnhinweisen und erschreckenden Bildern auf der Zigarettenpackung um und nehmen Sie sie mit allen Sinnen wahr. Tun Sie dies in der festen Absicht, in Kürze mit dem Rauchen für immer aufzuhören. Die Art der positiven Gehirnwäsche wird Ihnen beim Rauchstopp zum Vorteil gereichen.

► Sehen Sie sich den Film „Das passiert mit deinen Lungen nach 30 Tagen Rauchen" von Chris Notap" auf YouTube an. Er wird Sie auf Ihrem Weg zum Nichtraucher überzeugen und umstimmen.

tant den Rauch der Zigaretten über ein Plastikrohr direkt durch die Watte in die Glaskuppel. Bereits nach wenigen Zigaretten hat sich die Watte im Glasbehälter gelb vom Teer und all den anderen giftigen Rückständen der Zigarette verfärbt. Schon nach 10 Zigaretten wird es dann richtig übel. Nach 300 ausgesaugten Zigaretten läuft eine stinkende braungelbe Soße an der Wand des Glasbehälters zu Boden. Die weiße Watte ist jetzt ein triefend brauner Teerklumpen. Kein schöner Anblick. Dennoch empfehle ich jedem, der immer noch der Meinung ist, die Gefahren des Rauchens werden doch nur verharmlost, sich den kurzen, aber Augen-öffnenden Film von Anfang bis Ende anzuschauen. Ich weiß, dass Sie sich, wie die meisten Raucher, ungern mit Schockbildern, Warnhinweisen und fiesen Dokumentationen dieser Art beschäftigen. Wenn Sie jedoch ein Nichtraucher werden wollen und davon gehe ich aus, dann sehen Sie einfach hin. Es wird Sie überzeugen und umstimmen.

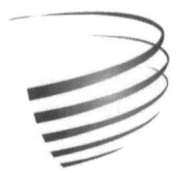

Gewohnheit, Sucht
oder etwa beides?

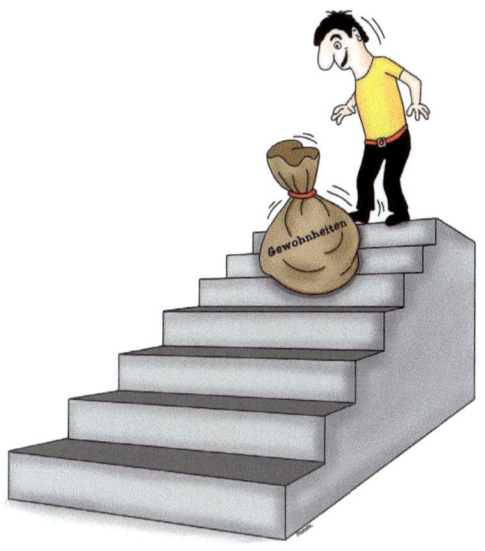

Um es vorweg zu nehmen: Rauchen ist nicht einfach eine Gewohnheit, Rauchen ist eine Drogenabhängigkeit. Um das zu verstehen, ist es notwendig, dass wir uns kurz mit dem Thema „Gewohnheit" auseinandersetzen. Gewohnheiten sind für unser tägliches Leben sehr sinnvoll und nützlich. Was wäre, gäbe es keine Gewohnheiten? Ohne Gewohnheiten sind Sie gezwungen, immer wiederkehrende Situationen zu durchdenken und Ihre Reaktion jedes Mal wieder aufs Neue zu entscheiden. Es würde zum Beispiel unendlich lang dauern, bis Sie morgens aus dem Haus kämen. Würden wir Menschen nicht aus Gewohnheit handeln, wäre jede Sekunde unerträglich kompliziert. Gewohnheiten sind automatische Reaktionen, Handlungen in immer wiederkehrenden Situationen und erlauben schnelles, sicheres, cleveres Handeln ohne viel denken zu müssen. Daher sind sie aus diesem Grund lebensnotwendig und eine geniale Entwicklung der Evolution.

Einerseits gibt es die „guten" Gewohnheiten zur Sicherstellung des schnellen und cleveren Fühlens, Denkens und Handelns, andererseits jedoch aber auch die schlechten, sinnlosen, ja lebensbedrohlichen Angewohnheiten. Letztere sind aber glücklicherweise sehr leicht abzustellen.

Wenn Sie zum Beispiel Ihren Haustürschlüssel immer irgendwohin, aber selten an einen sinnvollen Ort legen und ihn deshalb ständig suchen müssen, dann tun Sie das auch aus einer schlechten, lästigen und zeitraubenden Gewohnheit heraus. Was glauben Sie, wie lange würde es dauern, sich daran zu gewöhnen, wenn Sie nun Ihren Schlüssel regelmäßig in einen Schlüsselkasten hängen würden? Spätestens nach wenigen Tagen hätten Sie sich an den neuen sinnvollen Aufbewahrungsort für die Schlüssel gewöhnt und ersparen sich ab sofort das tägliche Suchen und Ärgern. Anschnallmuffel im Pkw haben sich, sofern Sie durch eine saftige Ordnungsstrafe „bekehrt" wurden, sehr schnell an das dauerhafte Tragen des Sicherheitsgurtes gewöhnt. So wird aus einer schlechten Angewohnheit sehr schnell eine Gute, Sichere und Sinnvolle. Übrigens ist die Kombination Kaffee am Morgen und Zigarette auch eine Konditionierung, aber dazu später mehr.

Schlechte, gefährliche oder sinnlose Gewohnheiten sind also relativ schnell in den Griff zu bekommen, in dem wir sie achtsam und mit bewusstem Handeln einfach ablegen und durch Sinnvolle ersetzen. Bleiben wir bei dem Beispiel des Haustürschlüssels. Wenn Sie ab sofort bei jedem Betreten der Wohnung bewusst darauf achten, den Schlüssel an den Haken neben der Tür zu hängen, werden Sie das nach wenigen Malen automatisch machen, ohne darüber nachzudenken. Derlei Beispiele zum leichten Ablegen schlechter Gewohnheiten zur Vereinfachung unseres Lebens gibt es genug und Sie kennen sie sicherlich selbst aus Ihrem alltäglichen Leben.

WENN RAUCHEN NUR EINE
SCHLECHTE GEWOHNHEIT WÄRE,...

...dann ließe sich das doch auch ganz leicht abstellen. Funktioniert aber nicht. Warum nicht? Nun, Rauchen ist eben nicht allein nur eine Gewohnheit, sondern eine, leider sehr starke und gefährliche Abhängigkeit von der üblen Droge Nikotin in der Zigarette. Man könnte also auch sagen:

Rauchen ist eine erlernte Krankheit und die schlechte Gewohnheit unterstützt die Sucht dabei, das Erlernte nicht wieder zu verlernen.

So wird die Gewohnheit neben dem inneren Schweinehund zu einem weiteren Komplizen der Nikotinsucht. Sie haben sich an das Rauchen in bestimmten Situationen gewöhnt, in denen Sie den Dopamin-Kick bekommen und belohnen sich immer und immer wieder mit einer Zigarette. Genau das ist das Fatale an den Suchtstoffen im Tabak. Sie signalisieren uns permanent den Nikotinpegel zu erhöhen, indem wir rauchen und halten damit das Dopamin-Belohnungssignal in unserem Unterbewusstsein künstlich auf Grün. Deshalb sagt ein Raucher, abgeleitet vom Begriff „Belohnung" ständig: Es „lohnt" sich, zu rauchen. Das Monster bedankt sich für jedes Nikotin-Leckerli, in dem es dem Körper eine kurzfristige Beruhigung signalisiert. Bei der Sucht ist seine Gier derart groß und gekoppelt mit bestimmten Situationen, dass es alles daransetzt, seinen „Schuss" zu erhalten.

Das ist der wesentliche Unterschied zu einer „einfachen" schlechten Gewohnheit, die wir, wie bereits erwähnt, leicht ablegen und durch Sinnvolle ersetzen können. Die Gewohnheit ist also nicht Ihr Kern-Problem, denn die ist leicht abzustellen. Nein, es ist die Nikotinabhängigkeit Ihres Unterbewusstseins, die das eigentliche Problem darstellt. Sie müssen sich nicht einfach nur von etwas Althergebrachten befreien, sondern von einer Sucht. Diesen Unterschied zwischen Sucht und Gewohnheit in Bezug auf das Rauchen zu verstehen, ist für Sie als angehender Nichtraucher von größter Wichtigkeit und sehr nützlich. Es verdeutlicht nämlich die Verharmlosung, wenn Sie glauben, dass das Rauchen lediglich eine Angewohnheit, aber keine Sucht sei.

DIE FIESEN MECHANISMEN VON
SUCHT UND GEWOHNHEIT.

In der HB-Werbung hieß es einmal: „Halt mein Freund, wer wird denn gleich in die Luft gehen? Greife lieber zur HB und alles geht wie von selbst."
Ein lustiger kleiner Zeichentrickfilm nach dem anderen. Damals wurde dem Raucher unterschwellig empfohlen, immer dann Giftstoffe und Nikotin zu inhalieren, wenn er sich in komplizierten oder unangenehmen Situationen befand und gleichzeitig sein Nikotinpegel auf das untere Limit abgesunken war. Sobald er dann eine rauchte, lief alles dem Anschein nach wie von selbst. Hier verkommt giftiges Rauchen zum lustigen, verharmlosten Genuss und die Zigarettenindustrie kommuniziert diese, leider legale Werbestrategie bis heute.
Das Rauchen wird in der Zigarettenwerbung aus gutem Grund nicht als das verkauft, was es in Wirklichkeit ist, nämlich eine lebensgefährliche Drogenabhängigkeit. Es wird, ganz im Gegenteil, als gute und unproblematische Gewohnheit empfohlen. Zigaretten wurden entwickelt, um Sie abhängig zu machen und damit äußerst viel Geld zu verdienen. So einfach ist das. In Wirklichkeit ist das Unterbewusstsein eines Rauchers, egal, welche Marke er raucht, krank und völlig außer Kontrolle. So entsteht ein

sklavischer Zwang, Zigaretten zu rauchen. Auch das ist der Unterschied zwischen Sucht und Gewohnheit. Bei Gewohnheiten, wie zum Beispiel dem Ausziehen der Schuhe vor der Haustür, dem Putzen der Zähne nach jeder Mahlzeit, kommt es nicht zu gesundheitlichen Schäden oder einer Beeinträchtigung der Lebensqualität. Beim Rauchen jedoch werden Gesundheitsschäden und Einbußen im Lebensstandard zwangsweise in Kauf genommen. Deshalb ist der Konsum von Zigaretten eindeutig eine gefährliche Sucht, bei dem das Unterbewusstsein völlig aus dem Ruder läuft. Wie an anderer Stelle bereits erwähnt: Man kann Gewohnheiten nicht einfach aus dem Fenster schmeißen und schon gar nicht, wenn sie mit einer Sucht gekoppelt sind. Man muss sie, wie Erich Kästner sagt, Stufe für Stufe die Treppe runter boxen. Sie, verehrte Leserin und verehrter Leser, befinden sich bereits mitten im Box-Training und es dauert nicht mehr lange, dann heißt es für Sie:

„Ring frei! Runde 1".

SEIEN SIE KEIN ARMER BEFEHLSEMPFÄNGER MEHR.
SEIEN SIE DER MUTIGE, STARKE CHEF.

Kennen Sie das? „Das haben wir doch schon immer so gemacht. Warum sollen wir das jetzt ändern?" Veränderungen sind von uns oft nicht sonderlich erwünscht. Man hat sich an die Abläufe so sehr gewöhnt, dass man sich sträubt, neues Terrain zu betreten und mit den Dingen anders umzugehen, als es bislang der Fall war. Das bereitet vielen Menschen Angst. Und was das Rauchen anbelangt: Bislang war es doch sehr angenehm. Man raucht halt gern.
Rauchern erscheint das Qualmen aufzugeben wie eine massive Bedrohung ihrer Komfortzone. Der Weg zum Nichtraucher wird dann gerne mit falschen Gründen blockiert, um nicht vom alt bewährten Trampelpfad

der Sucht abweichen zu müssen. Darüber hinaus ist der Raucher so sehr mit all seinen beruflichen Verpflichtungen, der Familie, den Freunden und seinen Hobbys beschäftigt, dass ihm für Veränderungen, hin zum Nichtraucher, irgendwie nie ausreichend Zeit zur Verfügung steht. Aber die Zeit, die notwendig ist, ein Nichtraucher zu werden, ist natürlich nicht verhandelbar. Es gibt nicht DEN idealen Zeitpunkt.

Töten Sie den Nikotintyrannen mit Motivation, Wissen, Bewusstsein und Überzeugung. Lassen Sie ihn verdursten, austrocknen und sterben. Das klingt ein wenig hart, es geht aber relativ schnell und es ist Ihre sichere Fahrkarte in Ihre glückliche, wiedergewonnene Freiheit. Gehen Sie einfach Schritt für Schritt, Stufe für Stufe unbeirrt raus aus der Nikotinsucht. Das schaffen Sie schon. Sie sind bereits auf dem besten Weg.

TIPP

▶ Verharmlosen Sie das Rauchen ab jetzt nicht mehr als eine lästige, einfache Angewohnheit, sondern sehen Sie den Tatsachen ins Auge. Rauchen ist eine Drogensucht – Punkt.

▶ Gewohnheiten sind erlernte, automatische Handlungen in bestimmten Situationen. Schlechte Gewohnheiten können Sie leicht ändern, indem Sie Ihren wachen Blick, Ihre bewusste Aufmerksamkeit darauf lenken.

▶ Lösen Sie Ihre Blockaden bezüglich des Rauchens mit Achtsamkeit und Ehrlichkeit zu sich selbst. Wenn Sie eine Zigarette rauchen, tun Sie das wach und konzentriert. Überlegen Sie in den Situationen, in denen Sie automatisch zur Zigarette greifen, was Sie stattdessen tun können, um sich allmählich umzuprogrammieren.

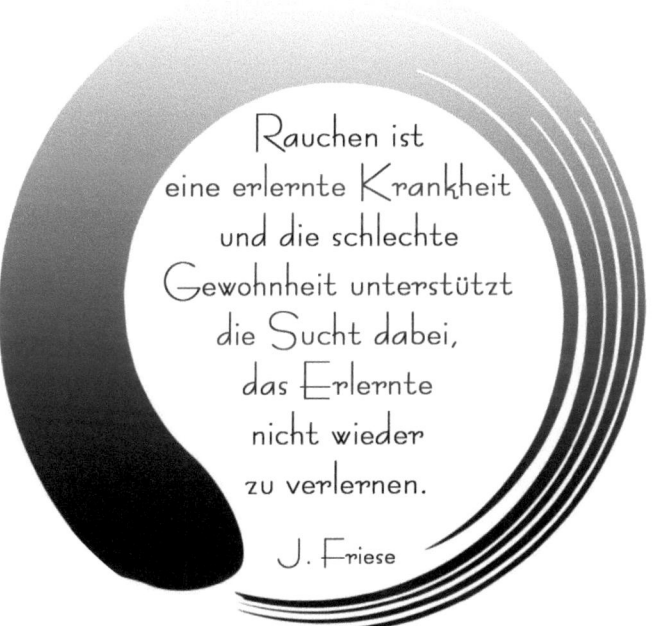

Rauchen ist
eine erlernte Krankheit
und die schlechte
Gewohnheit unterstützt
die Sucht dabei,
das Erlernte
nicht wieder
zu verlernen.

J. Friese

Vernichte den Feind
in dir vollständig.

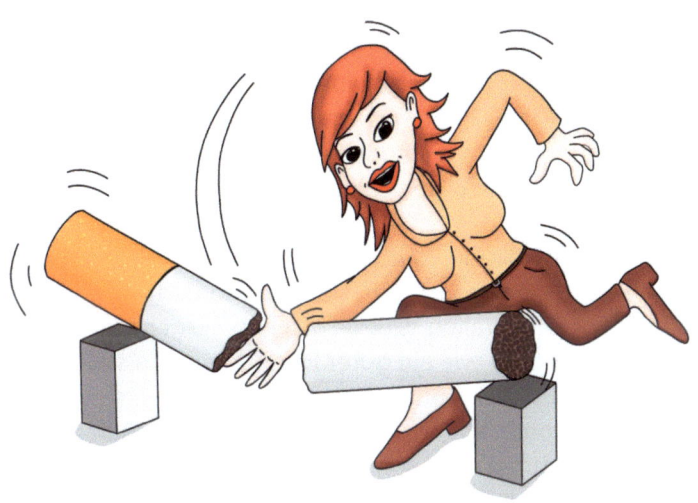

Damit Sie ein Nichtraucher werden und es auch bleiben, ist es wichtig, das Gefühl loszuwerden, etwas aufgeben zu müssen, Ihren Halt, Ihren kleinen Freund oder wie immer Sie die Beziehung zu Ihrer Zigarette auch nennen wollen. Ihre vermeintliche Stütze, die Sie bislang so sehr liebten, ist in Wahrheit der wahre Feind, das ist Ihnen ja mittlerweile bewusst. Deswegen kommen Sie nicht umhin, die Gründe loswerden, warum Sie bislang nicht dem Rauchen aufgehört haben. Spätestens in dem Moment verschwindet aber auch der Glaube, dass Sie Zigaretten glücklich machen. Dann macht es in Ihrem Kopf „Klick" und Sie sind bereit, den roten Stopp-Buzzer zu drücken.

WARUM ZÜNDEN SIE SICH STÄNDIG EINE ZIGARETTE AN?

Sind es Stressmomente? Überkommen Sie manchmal Ängste, die mit einer Zigarette besser auszuhalten sind? Sind es schöne Situationen, die Sie mit einer Zigarette noch mehr genießen möchten? Ist es die Gemütlichkeit an ganz besonderen Orten oder sind es Menschen, mit denen Sie gern beim Rauchen zusammen sind? Sind es ganz bestimmte Tageszeiten? Ist es der Ärger, die Lust, die Entspannung oder die Freude in Ihrem Leben? Sind es die Situationen, in denen Sie sich mit einer Zigarette belohnen wollen?

Wenn Sie diese Fragen mit „Ja" beantworten, dann haben Sie erkannt, dass es viele Gründe und Momente gibt, wo Sie zur Zigarette greifen, weil Sie glauben, sie gehöre unbedingt immer dazu wie ein guter Freund. Falls Sie sich, wie im vorderen Teil des Buches empfohlen, eine Liste Ihrer Rauchsituationen angelegt haben, lesen Sie Ihre Aufzeichnung bitte immer wieder mal durch. Es lohnt sich, denn es wird Ihnen helfen, Ihre bislang schädliche Perspektive zugunsten einer positiven, gesunden Sichtweise zu ändern.

EIN NICHTRAUCHER SIND SIE ÖFTER, ALS SIE GLAUBEN.

Klar ist schon mal, sobald Sie eine Zigarette ausgemacht haben, müssen Sie sich so lange keine mehr anzünden, bis der Nikotinpegel wieder auf ein bestimmtes Level gesunken ist und Ihr Kopf Ihnen sagt: „Gib mir eine Zigarette". Würde Ihnen jemand eine Zigarette anbieten, nachdem Sie Ihre letzte gerade ausgemacht haben, dann würden Sie aller Wahrscheinlichkeit dankend ablehnen. Sie müssten dann nicht rauchen. Sie brauchen auch keine Zigarette, wenn Sie schlafen. Sie rauchen auch nicht dort, wo es schlicht verboten ist, weil das Rauchen andere

Menschen stört oder es gar lebensgefährlich ist. Zwar empfinden Sie es bereits im Vorfeld einer anstehenden Flugreise als unangenehm oder gar beängstigend, wenn Sie zum Beispiel acht Stunden im Flugzeug verbringen müssen und nicht rauchen dürfen. Wenn es dann aber soweit ist, können Sie mit der Situation durchaus umgehen und überstehen diese Zeit des Nikotinentzugs einfach durch anderweitige Ablenkung. Sie essen vielleicht etwas, lesen eventuell eine Zeitschrift, plaudern ein wenig mit dem Sitznachbarn, schauen sich mal einen Spielfilm an oder machen zwischendurch einfach ein kleines Nickerchen. Auf diese Weise fällt es Ihnen relativ leicht, diese, für einen Raucher eigentlich extrem lange Zeit bewusst ohne Nikotin durchzuhalten. Die Regeln in Bezug auf das Rauchen während des Fluges sind klar definiert, eine legale Alternative gibt nicht und Sie akzeptieren das Rauchverbot als notwendiges Übel.

Aber was passiert, sobald Sie das Flugzeug verlassen haben? Richtig. Noch vor der Kofferausgabe rauchen Sie erst einmal ein, zwei „Freiheitszigaretten", irgendwo an einem Ort, wo es Ihnen wieder erlaubt ist. Gott sei Dank! Die nervigen Regeln aus dem Flugzeug gelten hier nicht mehr.

In Wahrheit ist es aber so: Im Flugzeug waren Sie frei. Sie mussten überhaupt nicht rauchen. Sofort nach der Landung wird jedoch Ihr Nikotintyrann von der Leine gelassen und fordert von Ihnen, sich die nächste und die nächste und wieder die nächste Zigarette anzünden.

Ein anderes Beispiel für eine Nichtrauchen-Situation, ist eine Erkältung. Wie Zigaretten schmecken, wenn man fiebrig und verschnupft ist, dürfte wohl jeder Raucher aus eigener Erfahrung kennen. Dann schmecken die Kippen für einen Raucher plötzlich ebenfalls einfach nur grässlich. Es gibt deshalb auch viele Menschen, die bei einer Erkältung oder Grippe überhaupt nicht rauchen. Obwohl sie ansonsten qualmen, was das Zeug hält, verzichten sie in der Phase der Krankheit mitunter 14 Tage oder 3 Wochen ganz einfach so auf Ihre geliebten Zigaretten. Das ist doch eigentlich erstaunlich und beweist, dass ein Rauchstopp prinzipiell gut und sehr leicht machbar ist. Manche nutzen sogar ihre Chance, kommen zur Besinnung und werden nach einer schweren Erkältung ganz einfach für immer zum Nichtraucher. Andere, wiederum, können der Versuchung nicht widerstehen und fallen, meistens enttäuscht und verärgert, zurück in ihren alten Trott. Ähnlich geht es Patienten im Krankenhaus. Die einen nutzen ihre Chance, nach einer schweren OP und der Phase der Genesung, andere hingegen sehnen sich nach nichts weiter, als ihrem heiß geliebten Glimmstängel. Sobald sie auf den Beinen sind, schleppen sie sich keuchend und unter größter Anstrengung in den Raucherbereich und hängen, wie eh und je, am Fliegenfänger ihrer Sucht. Ich wiederhole es gerne noch einmal: Es ist alles eine Frage der inneren Haltung. Der Kopf ist das Problem und nicht die körperlichen Entzugserscheinungen.

WIR MÜSSEN LEIDER DRAUSSEN BLEIBEN.

In Nordrhein-Westfalen regelt ein Gesetz das allgemeine Rauchverbot in der Gastronomie. Wenn ich meinen Freund Michael in Essen besuche, finden wir uns auch immer gerne mal in unserem alten Stammlokal ein, um gemütlich mit gemeinsamen Freunden ein Bier zu trinken und eine angenehme Zeit zu verleben.
Eines Abends trafen wir uns im Winter, wie gewohnt, in unserem Stammlokal. Es fiel auf, wie anstrengend das gesetzlich reglementierte Rauchen besonders in dieser Jahreszeit sein kann. „Was nimmt ein armer Raucher nicht alles auf sich, um seinen Nikotinpegel wieder auszugleichen", dachte ich. Den ganzen Abend lang teilten sich vor

der Tür Raucher und Raucherinnen im ständigen Wechsel und zitternd vor Eiseskälte einen riesigen, mit ausgedrückten Kippen überquellenden Aschenbecher. Ich beobachtete aus dem warmen, gemütlichen Gasthof heraus, wie die Leute mit einer Kippe im Mundwinkel mit Mantel und Schal aus dem Lokal eilten, um nach fünf Minuten bibbernd und leicht unterkühlt, aber sichtlich entspannt wieder einkehrten und ihre Plätze einnahmen. Dabei wurde mir einmal mehr bewusst, von welcher vermeintlichen Freiheit beim Rauchen immer die Rede ist, nämlich in Wahrheit genau das Gegenteil: die unbarmherzige Leibeigenschaft des Nikotins. Dafür ist der arme Raucher offensichtlich bereit, einige körperliche Unannehmlichkeiten auf sich zu nehmen, für die ein Nichtraucher ganz sicher gern dankend verzichtet.

So konnte ich mich dann auch nicht zurückhalten, Michael nach der Rückkehr von seiner winterlichen Raucherpause etwas sarkastisch zu fragen: "Na du Yeti? Fühlst du dich jetzt wieder besser?" Seine Antwort war so ehrlich, wie offen und sympathisch. "Nein, leider nicht. Ich fühle mich nach dem Rauchen nie besser. Ich fühle mich immer nur weniger schlecht. Das ist alles. Und du hast Recht, draußen ist es saukalt."

Alle Achtung, dachte ich. Diese großartige Erkenntnis könnte für Michael der erste große Schritt aus der Abhängigkeit in die Freiheit sein. Tatsächlich hat er vor 3 Monaten mit dem Rauchen aufgehört. „Nicht nur" sagt er, „weil es im Winter beim Rauchen immer so saukalt ist."

IHR UNTERBEWUSSTSEIN AKZEPTIERT
IHRE NEUEN GEWOHNHEITEN SEHR SCHNELL.

Sie haben gelernt, dass der Nikotintyrann Ihr Feind ist. Vernichten Sie ihn vollständig. Wenn Sie das tun, dann führt das allmählich dazu, dass die Nikotinsucht abebbt und bereits nach wenigen Wochen vorbei ist. Geben Sie Ihrem inneren Schweinehund einen Tritt in den Hintern und programmieren Sie Ihre Gewohnheiten um.

Wenn Sie es so angehen, dann haben Sie es geschafft. Dann haben Sie die alte lästige Gewohnheit und die gefährliche Sucht überlistet. Und bitte keine Sorge. Ihr Unterbewusstsein empfindet schon bald das Rauchen nicht mehr als Genuss. Es vergisst es einfach. In dem Moment ist der Feind in Ihnen verhungert, die Sucht vorbei und Ihr Unterbewusstsein denkt wieder klar und in den richtigen Bahnen.

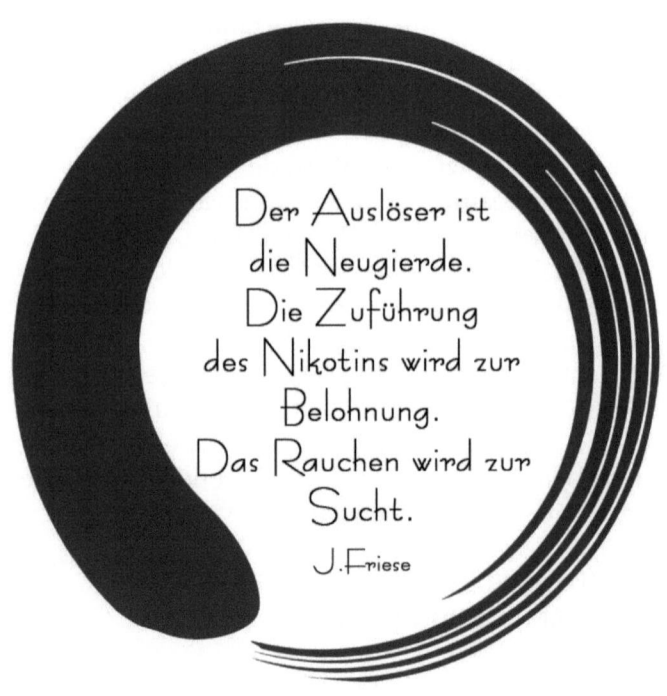

Der Auslöser ist
die Neugierde.
Die Zuführung
des Nikotins wird zur
Belohnung.
Das Rauchen wird zur
Sucht.

J. Friese

Kapitel 4

Konzentrierte Vorbereitung auf Ihren Rauchstopp.

Eine Entscheidung,
die sich nicht verhandeln lässt.

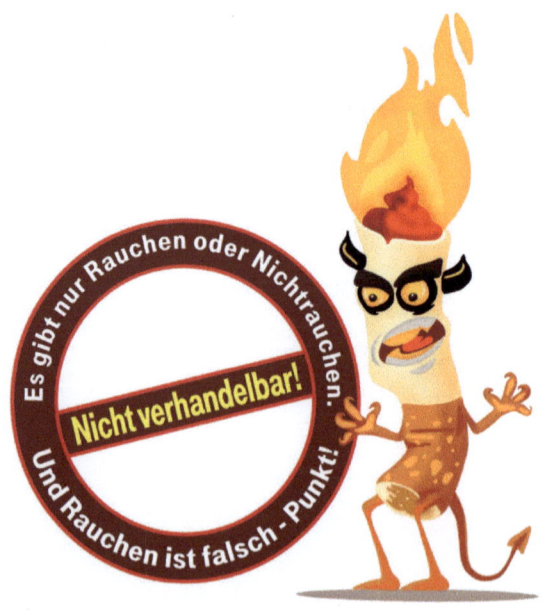

Bevor Sie begonnen haben, dieses Buch zu lesen, könnten Ihre Argumente gegen den Rauchstopp folgendermaßen gelautet haben:

Das ist jetzt wirklich kein guter Zeitpunkt. Ich versinke in Arbeit. Ich habe momentan einfach zu viel Stress. Ich muss jetzt unbedingt rauchen, denn ich ärgere mich über meinen Freund, meine Frau, meine Kinder, meinen Chef, meinen Wagen, das Finanzamt, über Zahnschmerzen. Ich rauche erstmal lieber weiter, um nicht wie das HB-Männchen in die Luft zu gehen. Meine Mitmenschen werden es mir danken, weil ich ansonsten unausstehlich bin.

Wenn Sie es so angehen, liebe Leserin und lieber Leser, dann ist es natürlich immer der falsche Zeitpunkt. Wenn vermeintlich ungünstige Situationen oder andere Menschen als Alibi zum Weiterrauchen benutzt werden, ist aber auch die Frage berechtigt: Wann und wie findet der Raucher denn dann überhaupt den Weg aus der Nikotinfalle? Mal ganz abgesehen davon, dass diese Argumentation für das Rauchen nicht die eines vernünftigen Menschen ist, sondern nur die absurde Reaktion des nikotinsüchtigen und somit vollkommen unzurechnungsfähigen Unterbewusstseins, wann ist denn überhaupt der richtige Zeitpunkt? Sie und ich, wir sind uns sicherlich einig: Stresssituationen wird es in unserer komplizierten, industrialisierten und schnelllebigen Welt immer geben. Selbst der Urlaub ist nicht unbedingt die perfekte Zeit zum Aufhören. Stellen Sie sich bitte einmal Ihren Urlaub ohne Zigaretten vor. Ein Kaffee mit Blick aufs offene Meer ohne Zigarette oder bei einem Glas Bier oder einem leckeren Cocktail, in geselliger Runde mit Familie und Freunden am Strand beim Sonnenuntergang ohne den geliebten kleinen Freund?

Zugegeben, ich lege gerade den Finger in die Wunde und entschuldige mich auch gern dafür. Hoffentlich nehmen Sie es mir nicht übel, aber ich behaupte aus Überzeugung, jede Situation in Ihrem Leben ist eine gute Situation, sofort und für immer mit dem Rauchen aufzuhören, sofern Sie die Welt mit klaren Augen betrachten, ganzheitlich vom Nichtrauchen überzeugt und innerlich ruhig und gelassen sind.

WILLENSKRAFT. SIE HABEN ES. WIR ALLE HABEN ES.

Was Sie brauchen für den Rauchstopp: Willenskraft, gute Argumente gegen das Rauchen, viel Bewegung, innere Ruhe und eine mentale Ausgeglichenheit. Vielleicht werden Sie jetzt einwenden, gerade Raucher haben doch einen schwachen Willen, sonst würden sie ja leicht damit aufhören können. Bitte reden Sie sich das nicht ein. Schauen Sie sich in Ihrem Arbeits-, Freundes- und Familienkreis um. Sie finden sicherlich auch dort starke, selbstbewusste und erfolgreiche Menschen mit viel Mut, Zuversicht, Selbstvertrauen und Willensstärke, die aber trotzdem rauchen. Und Sie, liebe Leserin, lieber Leser, beweisen sicher auch täglich Ihre Willenskraft, im Job oder zuhause. Die Aussage, Raucher sind willensschwache Menschen, ist also generell nicht richtig. Es liegt nun mal daran, dass Rauchen eine Sucht ist und Sie den Ausgang aus dem Labyrinth noch nicht gefunden haben.

Das Gute an der Willenskraft aber ist, sie ist trainierbar. Mit Willensstärke lässt sich einiges bewältigen, auch Ihre Sucht nach Nikotin. Als ich ein dutzendmal versuchte, mit dem Rauchen aufzuhören, gelang mir dies mittels meiner Willenskraft und guter Argumente gegen das Rauchen eigentlich immer recht gut. Mittelfristig scheiterte ich jedoch immer wieder und bereits nach ein paar Monaten war ich wieder der Sklave des Glimmstängels. Mir wurde klar, Willenskraft allein reicht nicht aus, um der Nikotinfalle endgültig zu entgehen. Nach, wie gesagt, etlichen vergeblichen Versuchen lag es auf der Hand, ohne Achtsamkeitstraining, guten Argumenten, körperliche Bewegung, sowie innere Ruhe und mentale Ausgeglichenheit werde ich es dauerhaft nicht schaffen.

BEWUSSTSEINSTRAINING, DER SCHLÜSSEL ZUM ERFOLG.

Achtsamkeit, also sich alles vergegenwärtigen, was Sie tun und fühlen, dient Ihrer psychischen und körperlichen Ausgeglichenheit. Ich garantiere Ihnen: Mit Achtsamkeit, Neugierde, körperlicher Betätigung, mentalem Training, Ruhe, und einem toleranten Umgang mit Anderen und sich selbst, lässt sich der Nikotinentzug und die Durchhaltephase spielend leicht ertragen und überwinden.

Das Bewusstseinstraining habe ich in diesem Buch bereits angesprochen. Bitte gehen Sie möglichst vorbehaltlos, mit wachen Augen und allen Sinnen an das Rauchen und nehmen Sie wahr, was Sie dabei fühlen, denken, riechen und schmecken und tun.

Wenn Sie mit dem Rauchen aufhören wollen, dann wird diese Entscheidung von etwas bestimmt, das sich nicht verhandeln lässt: Nie wieder eine Zigarette. Um dorthin zu gelangen, gehen Sie einfach den Weg des geringsten Widerstandes und Aufwandes. Der Weg des geringsten Widerstandes und Aufwandes ist der Königsweg der Achtsamkeit. Bewegen Sie sich umsichtig und trainieren Sie Ihre Willenskraft mit guten Argumenten gegen das Rauchen. Seien Sie allem gegenüber neugierig, aufgeschlossen und geistesgegenwärtig. Sorgen Sie mit regelmäßigen bewussten Auszeiten für innere Ruhe, Gelassenheit und mentale Ausgeglichenheit. Sie werden es locker schaffen, wenn Sie sich in der Kombination der Elemente der Achtsamkeit auf den entscheidenden Moment vorbereitet haben. Eine Empfehlung noch an dieser Stelle: Bitte lesen Sie sich zur mentalen Unterstützung die Zusammenfassung der Tipps sowie die positiven Leitsätze am Ende dieses Buches in regelmäßigen Abständen durch. Das wird Ihnen für Ihr großes Vorhaben sehr von Nutzen sein.

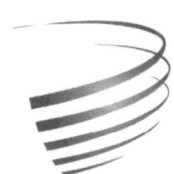

Ihr Entschlossenheitstraining für den Sieg über die Sucht.

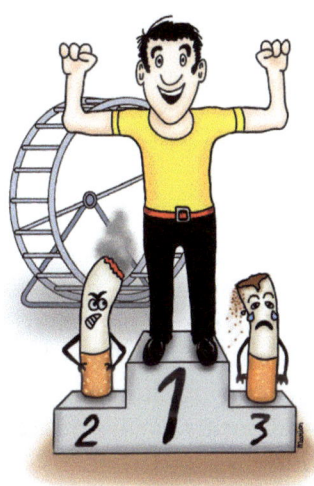

Möglicherweise haben Sie schon einmal ein Nichtraucherseminar absolviert und trotzdem fingen Sie bald wieder mit dem Rauchen an. Das lag vielleicht daran, dass einige Trainer Methoden der Rauchentwöhnung anbieten, in denen die sogenannte Willenskraftmethode abgelehnt wird. Beharrlichkeit, Zähigkeit, Entschlossenheit und Tatkraft wird mit anstrengender Verbissenheit interpretiert. Es soll eben mit der Schluss-Punkt-Methode auch ohne Willenskraft ganz leicht sein, nie wieder zu rauchen. Allein die Argumentation gegen das Rauchen und ihre gebetsmühlenartige Wiederholung soll ausreichend dafür sein, dass Sie sich nie wieder in Ihrem Leben eine Zigarette anzünden.

Nun. Diese Ansicht teile ich nicht. Um die Nikotinsucht und die Gewohnheit des Rauchens ein für alle Mal loszuwerden, ist die Einflussnahme auf das Verhalten notwendig und sinnvoll. Ein Element dieser Verhaltensintervention ist sicherlich eine intensive Aufklärung sowie die Argumentation gegen das Rauchen. Wenn Sie aber mit dem Rauchen nachhaltig aufhören möchten, benötigen Sie darüber hinaus ein Training zur Verbesserung Ihrer Entschlossenheit und Motivation. Eine der besten Trainingsmöglichkeiten dafür bietet Ihnen das Achtsamkeitstraining.

ENTSCHLOSSENHEIT IST LEICHT TRAINIERBAR.

Wenn Sie fest entschlossen sind, Ihre unerwünschte Verhaltensweise, das Rauchen, ein für alle Mal aus Ihrem Leben zu verbannen, haben Sie eine der wichtigsten Entscheidungen Ihres Lebens getroffen. Trainieren Sie dafür Schritt für Schritt Ihr Durchhaltevermögen, ohne Anstrengung, aber unbeirrt. Stimmen Sie sich auf diese Weise entsprechend positiv ein, bis das Nichtrauchen zu Ihrem Herzenswunsch wird. Ihre Achtsamkeit und Neugierde sowie das mentale Training wird Sie beim Aufbau Ihrer Entschlossenheit hilfreich unterstützen. Für einen nachhaltigen Rauchstopp ist das Entschlossenheitstraining unumgänglich. Das ist gar nicht so schwierig, wie Sie möglicherweise bislang glaubten. Betrachten Sie es einfach so, wie ein Sportler, der sich mental auf einem Wettkampf konzentriert auf seinen Sieg innerlich vorbereitet.

KÄMPFEN SIE ENTSCHLOSSEN FÜR IHRE FREIHEIT.

Es lohnt sich nachhaltig, dafür Tatkraft zu entwickeln. Betrachten Sie Ihre Entwöhnungsphase vom Nikotin wie ein sportliches Projekt mit einer Vorbereitungs- und einer Durchführungsphase. Die Vorbereitungsphase gilt als Trainingsphase zur Optimierung Ihrer psychischen Kräfte, also dem Durchhaltevermögen und der Entschlossenheit, nie wieder zu rauchen. Dann folgt schließlich der Augenblick des Rauchstopps. Dieser Moment ergibt sich von selbst, wenn Sie sich mit Achtsamkeit und Ihrer neuen Ansicht über das Rauchen darauf vorbereiten. Sie rauchen Ihre letzte Zigarette und sind fest entschlossen, nie wieder in Ihrem Leben mit diesem tödlichen Gift in Verbindung zu treten. Genau in diesem Moment hören sie völlig ungezwungen und ohne Verlustgefühl damit auf.

ACHTSAMKEIT HEISST DAS ZAUBERWORT.
UNFASSBAR, WIE EINFACH ES OFT IST.

Wenn Sie mental so weit sind, ist der Zeitpunkt gekommen. Hören Sie auf zu rauchen, wenn Sie sich am stärksten fühlen. Den Rest überlassen Sie dann ganz einfach und vertrauensvoll Ihrem neu entfalteten Kraftpotenzial, hervorgerufen aus Ihrer neuen Sicht- und Denkweise. Verlassen Sie sich darauf, wenn Sie es mit den Elementen der Achtsamkeit angehen (Aufmerksamkeit, Entschlossenheit, Neugierde, mentales/ körperliches Training und Ruhe), dann werden Sie von Woche zu Woche stärker. Zum Schluss sind Sie ein absolut überzeugter Nichtraucher und nichts wird Ihnen fehlen. Sie erleiden keinen Verlust, wenn Sie mit dem Rauchen aufhören. Sie haben dann Ihre Freiheit und Ihre Gesundheit zurück. Dann sind Sie kein Sklave des Nikotins mehr und bestimmen Ihr Leben wieder selbst. Sie werden keine Leere in Ihrem Leben verspüren, weil Sie die kranke Gewohnheit des Rauchens durch andere gesunde Gewohnheiten ersetzt haben.

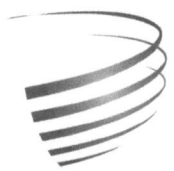

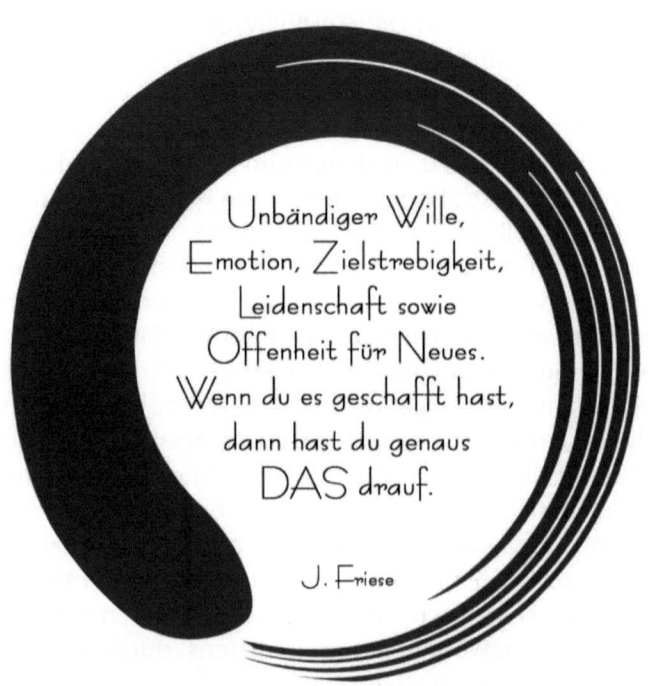

Unbändiger Wille,
Emotion, Zielstrebigkeit,
Leidenschaft sowie
Offenheit für Neues.
Wenn du es geschafft hast,
dann hast du genaus
DAS drauf.

J. Friese

Sehen Sie der Wahrheit
mutig ins Auge.

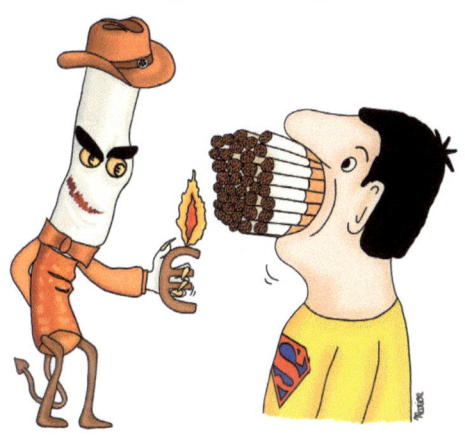

WAS HILFT IHNEN MEHR? WISSEN, EINSICHT UND ERKENNTNIS ODER DER STÄNDIGE SELBSTBETRUG?

Der amerikanische Psychiater und Wissenschaftler der Hirnforschung, Judson Brewer, hat mit seinem Forschungsteam herausgefunden, dass normalerweise Informationen für uns einen durchschnittlichen Anteil von 25 % enthalten, bei dem wir sagen, das ist so, das weiß ich, das ist die Realität, das ist wahr. Dann weiß zum Beispiel ein Raucher, dass Zigaretten ungesund sind und er sein Leben dafür riskiert. Er kennt alle Nachteile des Rauchens und weiß, was er zu tun hat. Er hört mit dem Rauchen auf. Häufig wissen wir in unserer Kommunikation *möglicherweise* etwas. Dann sind unsere Informationen und Kenntnisse eher vage. Wir sind nicht sicher. So glauben Raucher zum Beispiel oft zu wissen, dass das Rauchen möglicherweise tödlich, weil hochgiftig ist, aber sehr viele Raucher überleben es ja und sterben an etwas ganz Anderem. „Ja, es ist gefährlich, aber ich kann damit ganz gut umgehen.

Das Gift in der Zigarette wird speziell für mich jetzt schon nicht allzu gesundheitsschädlich sein. Hey! Von irgendetwas sterben wir ja alle. Was soll's, es kennt doch jeder irgendwo einen Raucher, der einen Raucher kennt, dessen Vater einen Großvater hatte, der trotz 50 Zigaretten täglich fast hundert Jahre alt wurde". Ein Raucher, der so denkt, glaubt eben, er stehe auf der begnadeten Seite der Nikotinsüchtigen. Fazit unserer vagen Kenntnisse: Es ist der blanke Selbstbetrug.

Und dann gibt es da noch den Bereich unseres allgemeinen Kenntnisstandes, wo wir uns eingestehen müssen, dass wir nicht das Geringste wissen. Wir haben keinen blassen Schimmer. Wer sich also hinsichtlich des Rauchens sagt, er habe null Ahnung über die Gefahren, welche die Qualmerei mit sich bringt, für den wird es zugegebenermaßen recht schwer, mit dem Rauchen aufzuhören. Klares Wissen über die Gefahren sowie Erkenntnis und Einsicht sind halt unumgänglich beim Ausstieg aus der Droge Nikotin.

DER NEUE GESELLSCHAFTLICHE TREND –
UNVERBINDLICHKEIT UND ZURÜCKHALTUNG.

Was vages Wissen und Unkenntnis anbelangt, so entblößen sich viele Menschen nur sehr ungern. Eigentlich sollten wir ehrlich dazu stehen, etwas zu wissen, eine vage Ahnung zu haben oder einfach zugeben, es nicht genau oder gar nicht zu wissen. Schließlich ist Unwissenheit kein Beinbruch. Stattdessen geben sich viele Menschen, auch sich selbst gegenüber, heute unverbindlich, schweigend oder zurückhaltend oder noch schlimmer: Sie versuchen durch falsche Informationen sich selbst und andere Menschen von etwas zu überzeugen, was es gar nicht gibt. So hart und ernüchternd es klingt, aber genau auf diese Weise belügt sich ein Raucher von morgens bis abends.

Die heutige Tendenz zur Unverbindlichkeit hat letztendlich einen Hintergrund. Es ist die Angst. Das Leben scheint heute unsicherer zu sein, als je zuvor. Man ist seinen Job ruckzuck los. Beziehungen werden schneller beendet, als es vor einigen Jahrzehnten noch der Fall war. Ständig werden wir mit Hiobsbotschaften wie kriminelle Aktivitäten, Kriege, Umweltkatastrophen und furchterregenden Krankheiten bombardiert. Das macht vielen Menschen eine höllische Angst. Sie reagieren auf ihre Angst, Unsicherheit und Unwissenheit mit Unverbindlichkeit, Schweigen, Zurückhaltung oder der Verdrehung von Tatsachen. Weil ein Raucher neben diesen angsteinflößenden, weltweiten Gefahren zusätzlich noch durch das Rauchen gestresst und unsicher ist, gibt er sich oft noch unverbindlicher und ist, Sucht sei Dank, was das Rauchen anbelangt, Weltmeister im Verdrehen von Wahrheiten. So entstehen die falschen Gründe und Illusionen dafür, warum der Raucher so gerne raucht. Aber Fakt ist: All diese „Begründungen" sind natürlich gegenstandslos, blauäugig und deshalb völlig überflüssig. Ich kann es nicht oft genug wiederholen: Es gibt keinen einzigen Grund, warum Sie rauchen sollten. Ich sehe Sie gerade überzeugt und motiviert nicken. Ausgezeichnet. Weiter so. ;-)

WIE MAN EINER ILLUSION AUF DEN LEIM GEHT?
EINFACH DIE TATSACHEN VERDREHEN.

Eine meiner vielen Selbstlügen als Raucher war es damals, meine Freiheit werde von den Gesetzen und Vorschriften verärgerter, militanter Nichtraucher eingeschränkt. Dass ich es aber selbst war, der sich zum jämmerlichen Untertanen der Zigarette machte und somit alles andere als frei war, wollte mir dabei einfach nicht in den Sinn kommen.

Oft bezeichnete ich die Nichtraucher als spießige Gesundheitsfetischisten und versuchte, sie auf diese Weise abwertend in eine bestimmte Ecke der Gesellschaft zu drängen. „Sterben müssen wir schließlich alle mal", war mein Credo und kaschierte mit dieser sprichwörtlichen Killer-Argumentation mein Untergebenen-Dasein sowie meine höllische Angst vor Lungenkrebs und all den anderen schlimmen Krankheiten.

Damals überzeugte mich auch ein Nebeneffekt, weil Wirkstoffe in der Zigarette enthalten sind, die den Hunger zügeln, ein Sättigungsgefühl hervorrufen und somit durch das Rauchen eine Art Gewichtskontrolle gewährleistet war. Dass Zigaretten den Appetit bremsen, steht außer Frage. Deswegen fangen leider häufig Jugendliche, insbesondere junge Mädchen, mit dem Rauchen an. Sie glauben, dass sie damit ihr Gewicht reduzieren oder aber zumindest halten können. Es ist aber, soweit ich informiert bin, keine Studie bekannt, die belegt, dass Nichtraucher in der Mehrzahl übergewichtiger sind als die Raucher. Aber selbst, wenn es so wäre: Bitte fragen Sie sich, ob eine lebenslängliche, Sucht basierende Tabak-Zwangsdiät mit ca. 4.000 chemischen und teilweise hochtoxischen, gesundheitsschädlichen, ja lebensbedrohlichen Substanzen die richtige Methode für Sie ist, dauerhaft Ihr Gewicht zu halten. Darüber hinaus können Sie sich auch noch fragen, ob eine Diät, die Sie jährlich 2.000 € kostet, nicht doch ein wenig überteuert ist.

Als Raucher verteidigte ich damals mein Laster naiv, in dem ich mir einredete, Raucher seien geselliger und kommunikativer, als Nichtraucher. Oder: Viele Leistungssportler sind Vorbilder und stecken sich trotzdem nach ihrem Sieg eine Zigarette an. Oder: Viele Hollywood-Stars sind unsere Idole, die aber trotzdem rauchen. Oder: In den guten alten Zeiten wurde noch ohne den erhobenen Zeigefinger mit Genuss geraucht. Oder: Heute ist es, wie so vieles, verpönt und Raucher werden bewusst in die Ecke der willensschwachen Loser gedrängt. Dafür sorgen auch noch spießige Moral- und Gesundheitsapostel, die nie geraucht haben und sich deshalb überhaupt kein Urteil bilden können.

Sie sehen, verehrte Leserin und verehrter Leser, auch ich gehörte der Fraktion der Nikotinsüchtigen mit den klassischen und gleichsam absurdesten Raucher-Argumentationen an. Wenn Sie mich jedoch heute einen spießigen Gesundheitsapostel nennen und ich Sie überzeugen konnte, ein Nichtraucher zu werden, dann lasse ich Ihr Urteil gerne schmunzelnd über mich ergehen. Sollten Sie bislang, wie ich damals, ebenfalls eine Lanze für die Gründe des Rauchens gebrochen haben, dann wird es jetzt Zeit, umzudenken und der Realität ins Auge zu sehen. Alle Gründe, warum Sie bislang rauchten, sind, wie Sie wissen, nur reine Illusion. Es sind Lügen, die Ihnen die Werbung, die Herde der Raucher und Ihr Nikotintyrann als Wahrheit verkaufen. In Wirklichkeit sind sie widersinnig, abwegig und vollkommen verdreht. Dass das so ist, werden Sie spätestens dann erkennen, wenn Sie ein Nichtraucher sind und das wird schon bald passieren. Versprochen!

DER ERSTE WICHTIGE SCHRITT ZUM NICHTRAUCHER: TATSACHEN ZU AKZEPTIEREN, WIE SIE SIND.

Raucher sind permanent Ängsten und Blockaden ausgesetzt, die sich durch das Rauchen in ihrem Kopf manifestiert haben. Entweder sie haben Angst davor, nicht rauchen zu können oder zu dürfen, oder sie rauchen und haben Angst, die allerschlimmsten Krankheiten zu riskieren. Ihr „vernebeltes" Unterbewusstsein und die jahrzehntelange Gehirnwäsche sowie der Herdentrieb der Raucher machen es Ihnen schwer, die Fakten über das Rauchen nicht zu verdrehen. Deshalb müssen Sie die Falle, in der

Sie stecken, erkennen, damit die Illusion über den verlogenen Nutzen des Rauchens keine Chance mehr hat. Wenn Sie aber dieser Fata Morgana immer und immer wieder auf den Leim gehen, werden Sie unaufhörlich eine Leere empfinden und unzählige Male erfolglos versuchen, mit dem Rauchen aufzuhören. Wenn Sie in Bezug auf die Wahrheit über das Rauchen den Kopf in den Sand stecken, schaffen Sie es nie, aus dieser tückischen Falle herauszukommen. Den Tatsachen aber offen ins Auge zu sehen, führt zur geistigen Gesundung, zu mehr Mut, mehr Zuversicht und mehr Selbstvertrauen für Ihr großes Herzensprojekt.

Wenn Sie mit dem Rauchen aufhören wollen, wird es nicht reichen, wenn Sie nur glauben oder es sich wünschten, dass Sie es könnten. Das ist Ihrem Unterbewusstsein zu unverbindlich. Gehen Sie es deshalb bewusst, stark und motiviert an. Bitte „glauben" Sie es nicht nur, *wissen* Sie es, dass Sie unmittelbar davorstehen, aufzuhören. Dann wird es zu Ihrem festen Entschluss, nie wieder zu rauchen. Kommunizieren Sie entschlossen, motiviert und auf eine ehrliche, verbindliche Weise mit sich, dann kommt der Entschluss und der eiserne Wille zum Rauchstopp von ganz allein. Formulieren Sie immer wieder ein „Nein, schon bald nicht mehr!" ruhig und höflich, aber bestimmt und unumstößlich an Ihr Unterbewusstsein. Sagen Sie es auch all Ihren bekannten Mitmenschen, dass Sie den Tatsachen ins Auge gesehen und den Entschluss gefasst haben, sich für immer von der Nikotinsucht zu befreien. In diesem Augenblick übernehmen Sie wieder die Verantwortung für sich selbst und befreien sich aus der Tyrannei des Nikotinmonsters. Das ist dann der große Moment des Sieges. Ihr wahrer, ehrlicher Triumph über die heimtückische Sucht.

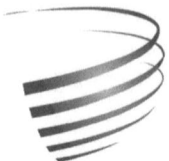

Mit dem Rauchen aufzuhören ist verblüffend leicht.

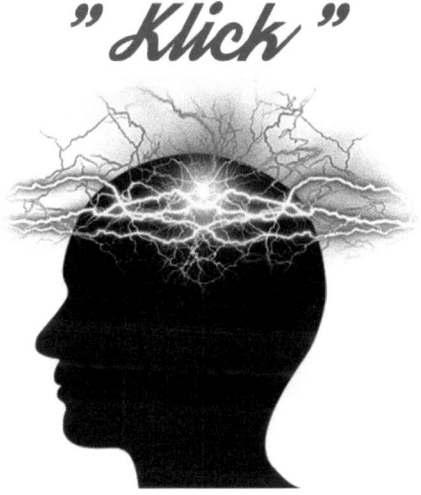

"*Klick*"

Zünden Sie sich einfach nur die nächste Zigarette nicht mehr an, wenn Sie mental so weit sind. Als ob das so einfach wäre, sagen Sie? Glauben Sie mir, es ist in dem Moment einfach, sobald Sie sich dafür begeistern, ein Nichtraucher zu sein. Albert Einstein sagte einst:

Die Definition von Wahnsinn ist, wenn man immer und immer wieder das Gleiche tut und doch erwartet, ein anderes Ergebnis zu erzielen.

Verinnerlichen Sie Ihren Nichtraucherleitfaden für ein Leben ohne Zigarette. Lassen Sie Ihren ehrlichen Wunsch, ein Nichtraucher zu sein, zur festen unumstößlichen Absicht werden. Sorgen Sie durch Neugierde, Achtsamkeit, Anspannung und Entspannung für eine innere und äußere Harmonie. Glauben Sie fest an sich selbst und Ihre Stärken und trainieren Sie Tag für Tag die Achtsamkeit, Ihre Neugierde und Ihr Durchhaltevermögen. Dann hat der Wahnsinn zu rauchen bald ein Ende.

ANGRIFF, WENN ES „KLICK" GEMACHT HAT.

Ein großer Vorteil ist auf Ihrer Seite: Der Nikotinteufel stirbt schnell, wenn Sie ihn verhungern lassen bzw. nicht mehr mit Zigaretten füttern. Die körperliche Nikotinsucht ist bereits nach wenigen Tagen komplett vorbei. Schon nach drei Wochen werden Ihre Entzugserscheinungen deutlich seltener. Es wird auch keine Leere in Ihrem Leben geben. Denn eine Leere hat ein Nichtraucher ja auch nicht in seinem Leben. Aber all die Dinge, die ein Nichtraucher hat, die bekommen Sie jetzt zurück. Eines werden Sie allerdings los: Sie werden eine furchtbare Sucht-Krankheit los, die Sie über all die Jahrzehnte begleitet hat. Sollten Sie das Rauchen mittlerweile hassen und nichts Besseres kann Ihnen passieren, so ist doch dieser Verlust alles andere als schmerzhaft, oder?

Mit dem Rauchen aufzuhören bedeutet, einen lächerlich geringen Preis für das zu bezahlen, was Sie zurückbekommen.

Das ist doch in der Tat ein Grund, sich dafür zu begeistern. Freuen Sie sich über das Geld, das Sie sparen werden und das Sie für andere tolle und sicherlich wichtigeren Dinge ausgeben können. Seien Sie glücklich über die frische Luft, die Sie wieder atmen. Seien Sie froh und stolz über Ihr neues Selbstbewusstsein, dass Sie auch für andere Dinge im Leben stark und erfolgreich machen wird. Strahlen Sie über Ihre neue Freiheit, Ihre Unabhängigkeit in jeder Situation Ihres Lebens. Genießen Sie Ihr gesundes Körpergefühl. Sie werden ganz neue und sinnvollere Projekte durchsetzen. All diese Dinge kommen jetzt wieder zurück. Genießen Sie die Achtung der anderen Raucher und Nichtraucher um Sie herum. Ihre nichtrauchenden Freunde und Verwandte werden mächtig stolz auf Sie sein, und die Raucher werden Sie beneiden. Vielleicht werden Einige durch Ihre gute Laune, Ihre Ausstrahlung und Überzeugungskraft sogar darin bestärkt, selbst mit dem Rauchen aufzuhören. Wäre es nicht fantastisch, auch andere von der guten Sache des Nichtrauchens zu überzeugen? Sie entziehen sich aller täglichen Nikotinfallen mit Leichtigkeit und Sie sind begeistert, wie einfach Ihr Rauchstopp sein kann, wenn Sie vom Nichtrauchen und den positiven Folgen überzeugt sind.

IHR LEBEN ALS NICHTRAUCHER BEKOMMT
EINE WUNDERBARE NEUE DIMENSION.

Sie husten nicht mehr. Sie suchen nie wieder nach Ihren Zigaretten und Ihrem Feuerzeug, das für Sie bislang das wichtigste war, was Sie immer dabeihaben mussten. Sie müssen jetzt nicht mehr spät abends noch zum Zigarettenautomaten, wenn Sie merken, dass Sie keine Zigaretten mehr haben. Sie wissen jetzt: Diese fürchterliche Sklaverei hat ein Ende für Sie. Und Sie wissen insgeheim, dass Sie nichts verlieren. Das einzige, was Sie aufgeben werden, ist die Angst davor, etwas verlieren. Ansonsten geben Sie rein gar nichts auf. Sie sind kein Verlierer, sondern der absolute Gewinner. Das Rauchen aufgeben ist die beste Entscheidung Ihres Lebens.

BEFÜRCHTETEN SIE BISLANG,
IHR ZIEL NICHT ZU ERREICHEN?

Ja, ich wiederhole mich hier, weil es so außerordentlich wichtig ist und sich Raucher damit immer wieder beschäftigen müssen, um den Kern der Sache zu verinnerlichen. Jeder von uns setzt sich bestimmte Ziele, für das, was uns wichtig ist. Denken Sie bitte einmal nach. Wie viele Ziele haben Sie bereits in Ihrem Leben erreicht? Ihr Ziel war es vielleicht, einen besonderen Urlaub zu machen, das Abitur zu schaffen, einen tollen Sportwagen zu fahren, eine edle Uhr oder ein schickes Schmuckstück zu kaufen. Größere Ziele waren vielleicht Ihre Hochzeit oder die Gründung einer Familie, vielleicht der Kauf eines Hauses. Erinnern Sie sich bitte, wie Sie das Erreichen Ihres Ziels angegangen sind und mit welchen Gefühlen.

Sobald wir ein bestimmtes Ziel nicht mehr aus den Augen verlieren, wird das Verlangen in uns, es zu erreichen, stärker und stärker. Wenn also das Verlangen, mit dem Rauchen aufzuhören ganz und gar von Ihnen Besitz ergriffen hat, weil es Ihr Ziel ist, nie wieder zu rauchen, weil Sie endlich davon loskommen wollen, weil Sie frei sein wollen, weil Sie erkannt haben, dass es Ihnen erheblichen seelischen und körperlichen Schaden zufügt, dann sind Sie leidenschaftlich und hoch motiviert und genau dann ergreifen die Initiative. Das genau ist der glückliche Moment, einfach mit dem Rauchen aufzuhören.

Machen Sie sich zum Ziel, nie wieder in Ihrem Leben zu rauchen. Stellen Sie sich vor, welche Vorteile es für Sie hat. Lassen Sie das Verlangen, Nichtraucher zu werden in sich aufkommen und sich von Ihrem Verlangen unwiderstehlich motivieren.

SETZEN SIE SICH EIN LEIDENSCHAFTLICHES UND NICHT VERHANDELBARES ZIEL.

Sie streben nach dem Ziel, nie wieder zu rauchen und endlich frei zu sein. Mit diesem Vorsatz vor Augen schaffen Sie es. Lassen Sie ein unbändiges Verlangen, also einen Herzenswunsch, in sich aufkommen, der Sie überzeugt.

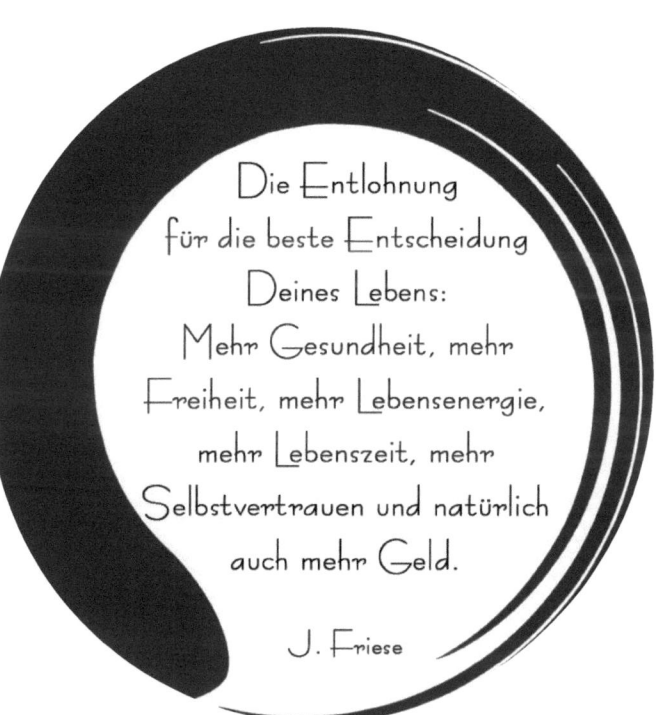

Die Entlohnung
für die beste Entscheidung
Deines Lebens:
Mehr Gesundheit, mehr
Freiheit, mehr Lebensenergie,
mehr Lebenszeit, mehr
Selbstvertrauen und natürlich
auch mehr Geld.

J. Friese

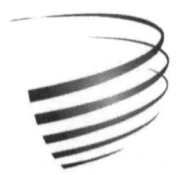

Bärenstark wie nie zuvor.
Alles eine Frage des Trainings.

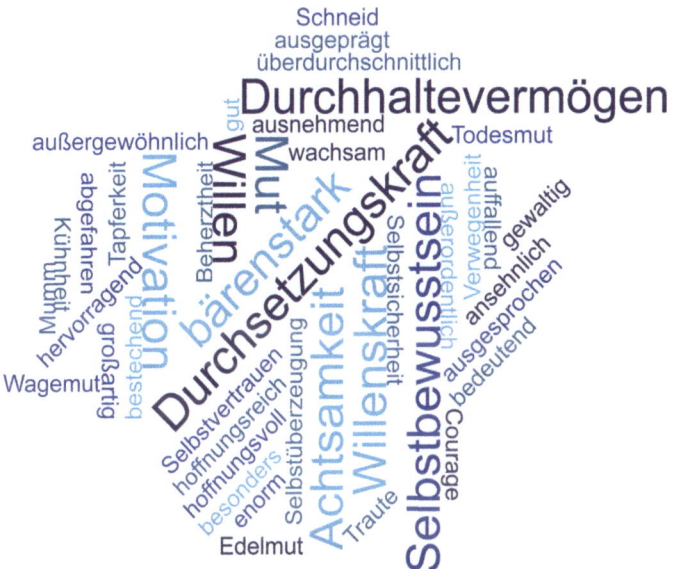

Willenskraft, Mut, Selbstvertrauen, Achtsamkeit, Motivation, Durchhaltevermögen. Wünschen Sie sich manchmal, Sie hätten mehr von diesen Fähigkeiten? Nun, so kompliziert ist es mit diesen wünschenswerten und glücklich machenden Eigenschaften überhaupt nicht. Die meisten von uns sind von Natur aus willensstarke Menschen. Für vieles in Ihrem Leben, für Ihre Träume, Wünsche und Sehnsüchte haben Sie sicherlich auch große, manchmal sogar fast übermenschliche Anstrengungen geleistet, um sie zu verwirklichen. Um das zu erreichen, benötigen Sie die oben genannten Tugenden. Wenn Menschen entsprechend leidenschaftlich motiviert sind, dann entwickeln sie durch emotionale Motivation eine bärenstarke Willensstärke für oft ganz erstaunliche und herausragende Leistungen. Sie machen zum Beispiel Karriere, erobern die Liebe einer Frau, gründen eine Familie, bestehen die Führerscheinprüfung trotz Prüfungsangst, nehmen überschüssige Pfunde ab, schaffen einen Halbmarathon, renovieren Ihre Wohnung ganz alleine, kündigen den Job bei Ihrem miesen Chef oder erfüllen sich große Träume, wie zum Beispiel den Bau eines Einfamilienhauses, fahren ein schönes Auto, erleben eine Flussfahrt auf dem Nil oder kreuzen die Wellen mit einer Segeljacht. Ohne ein begehrenswertes Ziel, die Begeisterung für das Projekt, einer guten Portion fester Absicht würde all dies lediglich ein Wunsch bleiben. Dann würden Sie allenfalls schöne Luftschlösser bauen aber die Welt bliebe, wie sie ist.

Sicherlich gehören auch Sie zu denen, die schon so einiges in Ihrem Leben auf die Beine gestellt haben. So verfügen auch Sie selbstverständlich über das nötige Durchhaltevermögen und die Zielstrebigkeit, ein Nichtraucher zu werden. Bislang war es halt nur so schwierig für Sie, die richtige Motivation zu entwickeln, weil Sie immer wieder der Täuschung erliegen, dass sich der wahre Feind in Ihnen als Ihr Freund ausgibt. Nur deshalb erhielten Sie andauernd die falschen Anweisungen. Der innere Schweinehund zog Sie ständig in die falsche Richtung mit Bemerkungen, wie: „Vergiss es. Das schaffst du nicht. Dazu hast du nicht genug Willenskraft und Disziplin, also rauche einfach weiter, dann läuft alles wie von selbst."

Wenn Sie dieses Buch bis hierhin interessiert gelesen haben (und davon gehe ich aus), dann durchschauen Sie jetzt all die hinterhältigen Täuschungsmanöver Ihres falschen Beraters. Merken Sie bereits, wie gut es Ihnen tut, sich mental auf den Rauchstopp vorzubereiten? Falls ja, gratuliere ich Ihnen, denn dann sind Sie auf dem besten Weg, Ihren Nikotintyrannen ein für alle Mal zu besiegen.

EMOTIONALE MOTIVATION MACHT SIE UNSCHLAGBAR.

Als erste Handlung, Ihr Ziel zu erreichen, ein Nichtraucher zu werden und zu bleiben, beginnen Sie mit dem Aufbau der dafür notwendigen Begeisterung, denn die Faszination verleiht Ihnen die Power, Ihren Wunsch in eine feste Absicht zu verwandeln. Ihr Enthusiasmus gibt Ihnen die mentale Stärke, Ihre unumstößliche Absicht in die Tat umzusetzen. Mit Ihrer festen Absicht erlangen Sie das nötige Durchhaltevermögen. Doch bevor wir uns näher mit der Motivation für den Rauchstopp beschäftigen, möchte ich noch etwas intensiver auf das Thema Motivation im Allgemeinen eingehen, denn es ist ein wichtiger Bestandteil der Zielerreichung und ein wirklich faszinierendes Instrument, dass uns die Natur seit Anbeginn der Menschheit bereitstellt.

LASSEN SIE SICH AUF EIN SPANNENDES EXPERIMENT EIN.

Kein Plan, kein Termin, kein Müssen. Nehmen Sie sich dafür einen Tag, vielleicht und idealerweise den Samstag. Geben Sie diesem Tag das oberste Gebot: „Es gibt heute keinen Plan. Heute lasse ich mir von nichts und niemanden sagen, was ich zu tun habe. An diesem Tag muss ich nicht perfekt sein." Legen Sie Ihre Uhr für heute in die Schublade. Nach dem Aufstehen machen Sie, was Ihnen in den Sinn kommt, Kaffee trinken, auf dem Sofa lesen oder auf dem Balkon in der Sonne sitzen. Lassen Sie sich einfach treiben. Vielleicht beginnen Sie, nachdem Sie sich ein bis zwei Stunden für sich und Ihre Gedanken Zeit gelassen haben, die Wohnung zu säubern, einfach, weil Sie gerade beim Vorbeigehen gesehen haben, dass auf der Fensterbank etwas Staub lag. Dabei machen Sie dies jedoch völlig ohne Blick auf das Ergebnis, ohne Zwang und ohne auf eine Uhr zu schauen. Wenn Sie bemerken, dass etwas repariert werden muss, dann reparieren Sie es. Falls Sie das nicht selbst können, stellen Sie es vielleicht zur Abholung beiseite oder bringen Sie es, sofern ein Handwerker zur Verfügung steht, jetzt gleich bei ihm vorbei. Lassen Sie allen Dingen ihren freien Lauf und behindern Sie nichts, was Ihnen in Ihre Gedanken kommt. Denken Sie nicht darüber nach, was Sie tun müssten. Und wenn Ihnen nach einer weiteren Tasse Kaffee oder einer Runde Candy Crush ist, machen Sie das. Lassen Sie Gedanken an Pflichten einfach kommen. Werden Sie sich ihrer bewusst, um sie dann wieder ziehen zu lassen. Sie werden bald bemerken, dass Sie weitere Aktivitäten wie ganz von selbst angehen. Verrichten Sie alle Tätigkeiten mit größter Achtsamkeit, mit allen Sinnen. Wenn sich etwas gut anfühlt, dann machen Sie es. Fühlt es sich schlecht an, dann denken Sie darüber nach und tun es vielleicht nicht oder machen es anders. Verrichten Sie auf diese Weise vollkommen zwanglos eine Tätigkeit nach der anderen. Sollte an diesem besonderen Tag, der nur Ihnen gehört, jemand etwas von Ihnen erwarten, was sich nicht gut anfühlt und auch an einem anderen Tag erledigt werden kann, so sagen Sie dieser Person freundlich, aber bestimmt: „Nein, heute nicht." Es gibt keine Termine und Verpflichtungen. Lassen Sie alle Dinge los, die Sie ärgern oder in Bedrängnis bringen. Wenn es sich ergibt, gehen Sie zum Beispiel gelassen und völlig absichtslos für eine Weile an Ihren Papierkram, der sich schon längere Zeit auf Ihrem Schreibtisch stapelt. Genießen Sie die Natur einmal vollkommen bewusst. Vielleicht lernen Sie völlig ungezwungen neue nette und interessante Menschen kennen. Möglicherweise treffen Sie spontan alte Freunde. Verbringen Sie einen Teil des Tages mit Ihrem Lieblingsmenschen. Wenn Sie wollen, machen Sie einmal die gewohnten Dinge ganz anders oder gönnen sich kleine Verrücktheiten, ganz nach dem Motto: Mein Leben. Meine Regeln. Lassen Sie sich durch nichts und niemanden aus der Ruhe bringen und vor allem: Seien Sie achtsam, aber bewerten Sie bewusst, wenn möglich, nichts. Streichen Sie an diesem Tag die Begriffe „planen", „Termine" und „müssen" aus Ihrem Wortschatz. Natürlich können Sie zwischen allen Tätigkeiten eine Raucherpause einlegen. Aber rauchen Sie Ihre Zigarette dabei bitte vollkommen bewusst mit allen Sinnen, wie im vorderen Teil dieses Buches beschrieben. Am Ende des Tages werden Sie staunen und sich wundern, was Sie so alles geschafft haben und wie entspannt Sie ansonsten mühsame und lästige Verpflichtungen erledigten.

IHRE NEUE ERKENNTNIS:
DER WEG DES GERINGSTEN AUFWANDES.

Wenn Sie Ihre Tätigkeiten an einem (ganz besonderen) Tag, wie diesem auf ungeplante, aber eine achtsame, offene und gestalterische Art erledigen, dann werden Sie sich nicht sonderlich angestrengt haben. Ihr innerer Schweinehund bekommt gewissermaßen von all dem nichts mit und verschläft somit den ganzen produktiven Tag. Sie verrichteten die Arbeiten vielmehr glücklich ohne Druck und Stress, motiviert, frei und locker, einzig und allein mit Ihrer mentalen Tatkraft und einer festen Absicht, es zu tun. Oder anders ausgedrückt: Sie haben nur die Begriffe „Willenskraft" gegen „freie mentale Tatkraft" und „Disziplin" gegen „Zielstrebigkeit" ausgetauscht. Mehr nicht. Sie können diese Vorgehensweise als „den Weg des geringsten Widerstandes und Aufwandes" bezeichnen.
Wenn Sie exakt auf die Weise mit dem Rauchen aufhören, nämlich mit geringstem Aufwand, emotional motiviert, zufrieden, glücklich, frei, mit mentaler Tatkraft, widerstandslos und einer festen Absicht, nie wieder zu rauchen, dann ist der Rauchstopp ganz leicht und locker zu machen. So locker, wie dieser ganz besondere Tag, an dem Sie auf

die leichteste Art und Weise mit dem Weg des geringsten Widerstandes und Aufwandes unglaublich viel erreicht haben. Probieren Sie es einmal aus. Es ist erkenntnisreich und dient bei weitem nicht nur dem Rauchstopp. Im nachfolgenden Abschnitt gehe ich noch näher darauf ein.

IHR DURCHHALTEVERMÖGEN
FUNKTIONIERT WIE EINE BATTERIE.

Kein Mensch ist imstande, seine mentale Kraft konstant und dauerhaft auf einem hohen Level zu halten. Irgendwann ist die Power aufgebraucht. Dann ist das Risiko des Nachgebens bzw. des Aufgebens besonders groß. Wir resignieren und fallen womöglich in unsere alten, schlechten Gewohnheiten.

Der Psychologe Roy Baumeister ist der Ansicht, dass mentale Kraft wie ein Muskel trainiert werden kann. Sie kann gekräftigt werden, aber auch durch regelrechte Überanstrengung ermüden. Offensichtlich ist die ständige Selbstkontrolle oder Selbstdisziplin verbunden mit einem enormen Kraftakt, einer Aktivität, die tiefe Erschöpfung mit sich bringt.

Wenn Sie mit dem Rauchen aufgehört haben, ist es natürlich fatal, sollte es, bewirkt durch Erschöpfung der Selbstkontrolle, nach einiger Zeit wieder zum Griff zur Zigarette kommen. Um diesem Risiko entgegenzuwirken, ist es von größter Wichtigkeit, dass Sie bereits vor dem Rauchstopp automatisierte Verhaltensweisen trainieren, die Sie später befähigen, die schlechte Gewohnheit des Rauchens, die Gehirnwäsche und den Nikotinentzug dauerhaft zu überwinden. Automatische Verhaltensweisen zu trainieren bedeutet, Routinen herzustellen, um damit Energie für das Durchhaltevermögen zu sparen, die Sie für die Phase des Entzuges benötigen. In der Motivationsphase zum Rauchstopp steht daher Ihre feste Absicht und das Training

Ihres Durchhaltevermögens im Mittelpunkt. Aber keine Angst, es wird Sie nicht überfordern. Ganz im Gegenteil. Wir gehen nur den Königsweg des geringsten Widerstandes und Aufwandes. Alles, was wir nun tun, konzentriert sich auf Ihre Begeisterung, Ihre Spannkraft, Ihren Enthusiasmus für die feste Absicht, nie mehr zu rauchen. Wichtig ist es, dies mit dem Ansatz des geringsten Aufwands anzugehen. Ihr großes Ziel darf jetzt nicht durch unnötigen, vermeidbaren Stress gestört werden. Alle anderen Wünsche in Ihrem Leben sollten in der Motivationsphase zum Rauchstopp absolut zweitrangig sein.

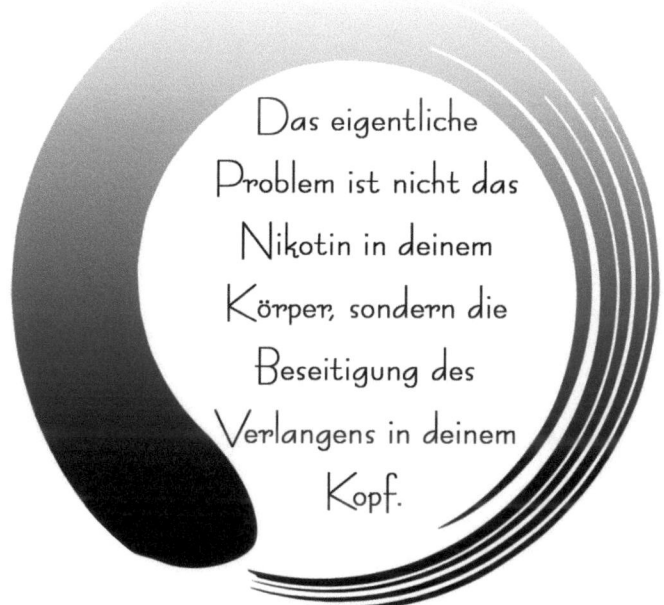

Das eigentliche Problem ist nicht das Nikotin in deinem Körper, sondern die Beseitigung des Verlangens in deinem Kopf.

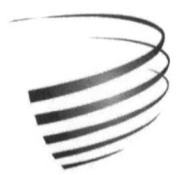

Der Königsweg des geringsten Widerstandes und Aufwandes.

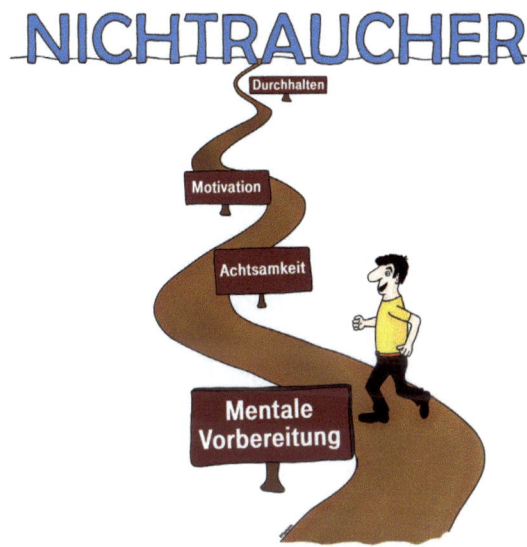

Tue nichts und erreiche alles. Diese Erkenntnis ermöglichte mir eine vollkommen neue Perspektive für mein Leben und meinen Erfolg. Wenn Sie sich bereits einmal mit dieser fernöstlichen Weisheit beschäftigt haben, ist Ihnen klar, wovon ich rede. Möglicherweise erscheint aber dem einen oder anderen von Ihnen diese Aussage noch ziemlich befremdlich und widersprüchlich. Das ist verständlich, denn unsere moderne westliche Welt ist vor allem von erprobtem Ehrgeiz und Konkurrenzkampf geprägt und nicht vom intensiven Nichtstun oder gar Müßiggang. Mir erschien diese spektakuläre Aussage aus dem japanischen Zen anfangs ebenfalls ungewöhnlich fremd und schwer verständlich. Letztendlich müssen wir alle funktionieren, um zu überleben. Wie soll intensives Nichtstun erfolgreich machen, in einer Kultur, in der viele Menschen im Beruf, in der Familie, der Gesellschaft und in der Freizeit häufig unglaublich gestresst und überlastet sind und nur Vollgas und Ehrgeiz beste Aussichten auf Glück und Erfolg im Leben versprechen?

Wir sind seit Generationen kulturell so gestrickt und einprägsame Sprichwörter beweisen das: *Ohne Fleiß, kein Preis.* oder *Fleiß ist aller Tugend Anfang*. Denn schließlich war auch Kant überzeugt: *Unter den drei Lastern: Faulheit, Feigheit und Falschheit, scheint das erstere, das Verachtenswerteste zu sein.* Ein anderes altes deutsches Sprichwort behauptet: *Der Fleiß bringt Brot und die Faulheit Not.*

Andererseits stellen wir uns aber auch immer häufiger die berechtigte Frage, ob übersteigertes Wetteifern und ewiger Stress wirklich zu dauerhaftem Glück und zu Erfolgen führen. Fakt ist: Ständiger Erwartung und einem ewigen Leistungsdruck ausgeliefert zu sein, ist über kurz oder lang weder für den Körper, noch für die Psyche gesund. Burn-out, schwerwiegende Krankheiten sowie der Griff zu gefährlichen Medikamenten, Alkohol, Zigaretten und anderen gefährlichen Drogen sind oft die Folge einer rasanten Lebensweise auf der Überholspur unseres immer schneller, und komplizierter werdenden Lebens.

Deshalb ist es durchaus angebracht, einmal über die faszinierende Strategie des geringsten Widerstandes und Aufwandes nachzudenken, um sie als Schutz für unseren Körper und unseren Geist dauerhaft und wirkungsvoll in unseren Alltag zu integrieren.

GEHE DEN WEG DES GERINGSTEN WIDERSTANDES UND AUFWANDES.

Bitte, sehr verehrte Leserin und sehr verehrter Leser, prüfen Sie sich einmal selbst, ob Sie bislang ebenfalls so fühlten und handelten, wie ein „üblicher" Raucher, dem es einfach nur schwerfällt, aufzuhören und für den diese

Vorstellung alleine schon mit Angst und Schrecken verbunden ist. In der Praxis sieht das dann so aus: Sie wollen mit dem Rauchen aufhören, aber plötzlich reagieren Sie kurzerhand mit Abwehr, Panik, Sorgen und Befürchtungen. Dann schieben Sie den Rauchstopp ganz schnell beiseite. Daraus wird im Laufe der Jahre ein gravierendes Problem, welches Sie zu überwältigen droht. Sie wollen zwar aufhören, schaffen es jedoch nicht. Angst und eine innere Hektik lassen Sie nicht los und das bringt Sie dazu, unüberlegt immer weiter zu rauchen. So verpassen Sie ständig den Zeitpunkt Ihres Rauchstopps und müssen rauchen, ob Sie wollen oder nicht. Sie können sich noch so sehr mit aller Kraft gegen das Rauchen stemmen. Sie bleiben dennoch anschließend erschöpft und demoralisiert auf der Strecke. So rauchen Sie weiter, Monat für Monat, Jahr für Jahr.

Haben Sie sich wiedererkannt? Wenn Sie so ticken, wie die meisten Raucher, dann fühlen, denken und handeln Sie, so wie eben beschrieben, wie jeder es üblicherweise tut. Leider führt diese Art von Fühlen, Denken und Handeln meistens nicht zum Ziel, sondern zu Angst und Abwehr. Aber es geht auch anders. Diese andere Strategie garantiert die Erreichung Ihres Vorhabens. Lassen Sie einfach alles los und befreien Sie sich gänzlich von der üblichen Denkweise und von Vorurteilen. Lernen Sie, den Weg des geringsten Widerstandes und Aufwandes zu gehen, weniger zu tun, aber alles zu erreichen.

JEDER KENNT DEN WEG DES GERINGSTEN WIDERSTANDES UND AUFWANDES.

Wir alle kennen das: Ein einziger Einkauf pro Woche ist weniger anstrengend, als tagein tagaus in den Supermarkt zu laufen. Und, zugegeben nicht ganz fair, wenn wir etwas langsamer arbeiten oder uns dumm anstellen, macht unsere neue Kollegin einen Teil unserer Arbeit mit. Wenn wir zum Beispiel in eine spannende Lektüre lesend versunken sind, dann betreiben wir nur wenig Aufwand dafür. Wir versinken einfach in sie. Wenn wir eins werden in einer Menschenmasse auf der Tribüne im Fußballstadion, wo wir ein exzellentes Spiel sehen, oder wenn wir vollkommene, wohlklingende Musik hören, etwas Interessantes im Fernsehen schauen oder im Radio hören, dann erleben wir alles, ohne viel dafür tun zu müssen. Dann zelebrieren wir das Gefühl von Glück, Begeisterung, harmonischer Ruhe und Ausgeglichenheit. Wir betreiben in all diesen Situationen einfach den geringsten Aufwand und Widerstand. Wir lassen die Geschehnisse schlicht auf uns einwirken, ohne sie zu beeinflussen.

Machen Sie sich den Weg des geringsten Widerstandes und Aufwandes für Ihren Rauchstopp zunutze, denn großer Widerstand, übertriebene Hektik und gereizte Nervosität sind das Letzte, was Sie für die Bekämpfung Ihres Nikotintyrannen gebrauchen können.

Aus einem achtsamen und entspannten Bewusstseinszustand in Kombination mit dem Weg des geringsten Widerstandes/Aufwandes wird alles in Ihrem Leben leichter, somit natürlich auch Ihr Rauchstopp.

DER WEG DES GERINGSTEN WIDERSTANDES UND AUFWANDES IST DER KÖNIGSWEG ZUM ERFOLG.

Am einfachsten ist es, Blockaden, die einen Rauchstopp verhindern, mit dieser Technik aufzulösen. Dazu gehört, dass man die Situation als Raucher zunächst einmal akzeptiert, als das, was sie ist und nicht das, was Sie sich wünschen, dass sie sein soll: Als eine Sucht.

Den größten Widerstand leistet unser Verlustgefühl kurz nachdem wir mit dem Rauchen aufgehört haben. Unser nikotinsüchtiges Unterbewusstsein droht uns dann damit, unser ganzes Leben psychisch unter Druck zu setzen, weil wir ja nicht mehr rauchen dürfen, während all die anderen Raucher da draußen frei und glücklich sind. Das kann, wie wir alle aus eigener Erfahrung wissen, ein sehr intensives und unangenehmes Gefühl sein. Kaum irgendwo sonst tritt dieser kranke Gedanke des Verlusts so stark und unbarmherzig auf, wie beim gestressten Exraucher, der dabei ist, seine Sucht zu besiegen.

Wenn also Ihr nikotinsüchtiges Unterbewusstsein seine Belohnung in Form einer Zigarette einfordert, dann lassen Sie einen Streit mit Ihrem inneren Schweinehund erst gar nicht zu. Es ist und bleibt eine unterbewusste Hinterlist, eine Falle. Sie wissen ja mittlerweile, dass Sie gar nichts verlieren, sondern nur gewinnen können. Lassen Sie sich vom falschen Verlustgefühl nicht weiter verführen. Gehen Sie den Weg des geringsten Widerstandes und Aufwandes und zünden sich einfach keine Zigarette mehr an. Ignorieren Sie das Verlustgefühl einfach so lange, bis es verebbt und ausgetrocknet ist. Vertiefen Sie sich zum Beispiel stattdessen in Ihre Musik oder ein gutes Buch, treiben Sie Sport oder lenken Sie sich anderweitig ab, statt gegen dieses nervende falsche Gefühl anzukämpfen. Und wie bei dem Experiment, einen Tag ohne Plan zu gestalten, gehen Sie einfach Schritt für Schritt unbeirrt voran. Dann wird es bereits nach den wenigen Tagen der Entzugsphase mit dem Verlangen erträglich und schließlich vorbei sein. So haben Sie sich auf die leichteste Art aus den Fängen des hässlichen Monsters befreit.

GEHEN SIE MIT IHRER ENERGIE SPARSAM UM.

Was meine ich damit? Bitte vermeiden Sie in der ersten Phase nach Ihrem Rauchstopp unnötige Aktionitis, Hektik und Nervosität, denn jede Art von Stress ist alles andere, als förderlich für den Rauchstopp. Schwimmen Sie innerlich nicht gegen Ihren eigenen Strom. Agieren Sie einfach achtsam, klar und realistisch aus Ihrer Vernunft heraus, dann werden sich Ihre Gedanken bald automatisch auf der passenden, korrekten Schiene bewegen. Kämpfen Sie nicht mehr gegen Windmühlen. Auf diese Weise tun Sie weniger und erreichen mehr. Es lohnt sich, und zwar nicht nur in Bezug auf Ihren bevorstehenden Rauchstopp, sondern für alles, was Sie in Ihrem Leben erreichen wollen. Das Verblüffende ist, alle Probleme verschwinden, sobald wir unseren Widerstand gegen sie auflösen. Das gilt natürlich auch für den Widerstand, sich vom Rauchen zu verabschieden. Treffen Sie bitte einfach nur die ehrliche, überzeugte Entscheidung, nie wieder zu rauchen und handeln Sie danach. Jedes Mal, wenn in Ihnen das Sucht- und Verlustgefühl wieder stärker wird, holen Sie dieses fiese Gefühl aus Ihrem Unterbewusstsein auf die Ebene Ihres Bewusstseins. Betrachten Sie dieses Gefühl ganz achtsam und widerstandslos, das heißt ohne es zu bewerten. Das Gefühl ist da; das ist einfach so. Dieser Vorgang, etwas aus dem Unterbewussten ins Bewusste zu bringen, ist sehr wirksam. Handeln Sie nicht so, wie ein Raucher üblicherweise handelt. Lassen Sie keine Angst, Panik oder Hektik in sich entstehen, denn es passiert Ihnen nichts, es ist keine reale Gefahr vorhanden. Wenn Sie wirklich ein für alle Mal mit dem Rauchen aufhören, dann tun Sie einfach nur so viel, dass sich die Dinge natürlich in die richtige Richtung bewegen können. Mehr nicht. Lassen Sie einfach los und tun nichts mehr, außer sich von nichts und niemanden von Ihrer Entscheidung abbringen zu lassen. Vertrauen Sie Ihrer inneren Stimme der Vernunft und Ihren Fähigkeiten, um in jedem Augenblick ganz spontan für Sie das Richtige zu tun.

Bitte tragen Sie die „65 Leitsätze für ein Leben ohne Zigaretten", die Sie am Ende des Buches finden, ab jetzt immer bei sich. Nehmen Sie sich die Liste in den Momenten, in denen Ihr Nikotinmonster versucht, eindringlich zu werden, zur Hand. Lesen Sie sich die Gründe, warum Sie nicht mehr rauchen immer wieder durch und verinnerlichen Sie sie, bis sie zu wahren Glaubenssätzen geworden sind.

Entwickeln und pflegen Sie die tiefe Überzeugung, dass Sie sich als Nichtraucher einen wahren Gefallen tun.

Ein anderes, schönes Sprichwort besagt: „Verrückt ist der, welcher immer die gleichen Dinge tut, aber andere Ergebnisse erwartet." Ein Raucher, der mit dem Rauchen aufhören will, aber nichts ändert, tut genau das. Er hofft, eines Tages damit endlich aufzuhören, aber es ändert sich dadurch nichts.

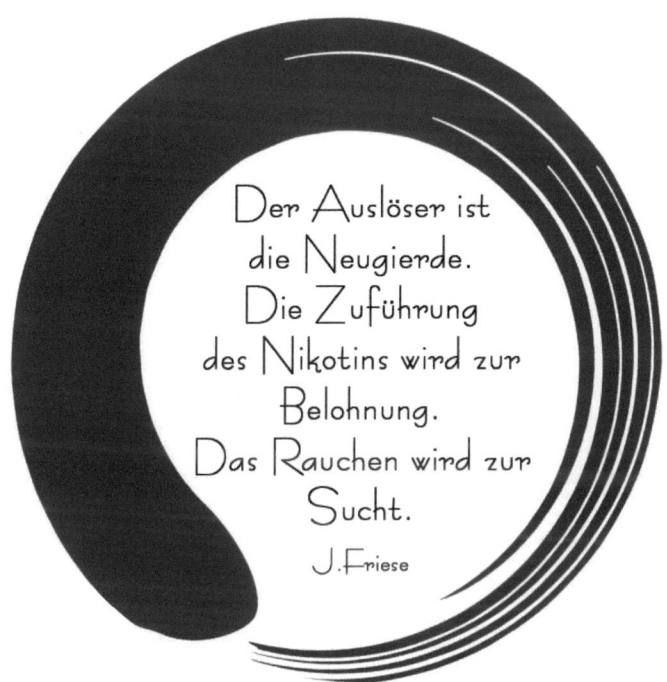

Der Auslöser ist die Neugierde. Die Zuführung des Nikotins wird zur Belohnung. Das Rauchen wird zur Sucht.

J. Friese

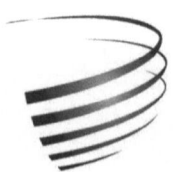

Mit Durchhaltevermögen und Zielstrebigkeit gewinnen.

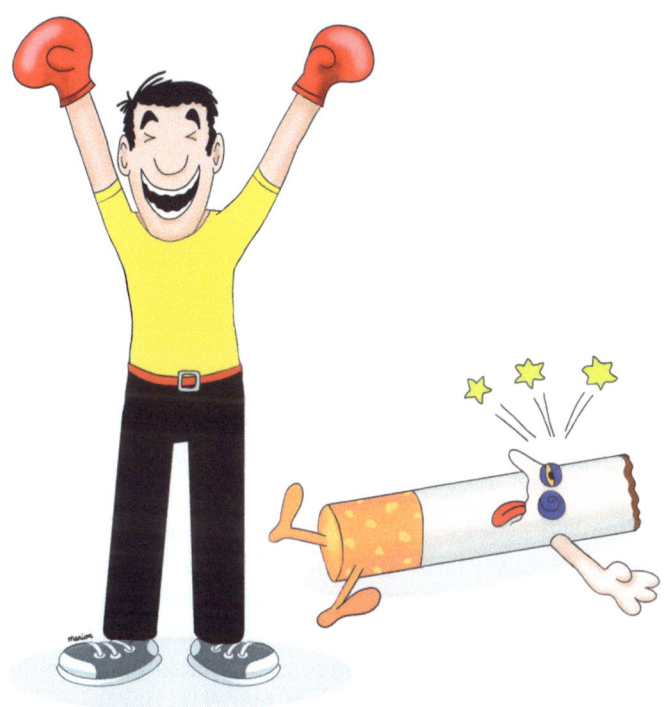

NUTZEN SIE DIE UNSCHLAGBARE WIRKUNG IHRER WILLENSKRAFT UND IHRES DURCHHALTEVERMÖGENS.

Ja, ich weiß. Willenskraft und Disziplin, das klingt so hart und nach dauerhafter Anstrengung, nach Zucht, Ordnung und Durchhalten. Es wirkt so zackig, so militärisch und, zugegebenermaßen, auch etwas altbacken. Wem jedoch Willenskraft und Disziplin zu militärisch und angestaubt erscheint, dem empfehle ich, den Begriffen ihre Härte zu entziehen und sie mit mentaler Stärke oder, Ausdauer bzw. Durchhaltevermögen zu ersetzen. Es ist zwar nur ein kleiner Trick, er zeigt für Ihre Motivation zum Rauchstopp mitunter jedoch große Wirkung. Diese Gedankenverknüpfungen dürfen Sie bei Ihrer Vorstellung von Willenskraft und Disziplin nicht außer Acht lassen, wenn Sie etwas beabsichtigen und Ihre Ziele erreichen wollen. Nun mögen manche Leserinnen und Leser einräumen, dass genau dies ihre Schwäche ist. Die gute Nachricht: Willenskraft und Durchhaltevermögen sind erlernbar. Jeder Mensch hat mit der richtigen Methode und der passenden Einstellung die Fähigkeit, seine Willenskraft und Disziplin wie einen Muskel zu trainieren, um Wünsche zur festen Absicht werden zu lassen und auf diese Weise seine Ziele zu erreichen.

NUR DIE WENIGSTEN VON UNS SIND SO HARTE KNOCHEN WIE DIE AMERIKANISCHEN NAVY-SEALS.

Ziemlich sicher verfügen Sie, genau wie ich, nicht über das seltene Potenzial an knallhartem Durchhaltevermögen und Disziplin, mit dem einem Mitglied der amerikanischen Elitetruppen aufwarten kann. Ich kann Sie beruhigen, so viel Kraftaufwand für den Rauchstopp ist auch definitiv nicht notwendig. Es ist aber auch klar, dass das Rauchen aufgeben ganz ohne eine gewisse Portion an Willenskraft und Disziplin nicht funktioniert.

Vielleicht geht es Ihnen ja genauso wie mir und Sie stören sich an diesen strengen soldatischen Begriffen wie *Disziplin*, *Selbstkontrolle* oder *eiserne Willenskraft*. Es hat etwas von Drill, Regulierung, Befehl und Gehorsam und engt die persönliche Freiheit ein. Anstelle der gewünschten Motivation stellen sich bei diesen Begriffen eher die Nackenhaare auf. Es gibt aber einen sehr simplen Trick, mit dem Sie Durchhaltevermögen und Zielstrebigkeit trainieren, um Ihre felsenfeste Absicht entschlossen in die Tat umzusetzen. Hierzu eine kleine Story, aus der ich etwas Entscheidendes für mein Leben gelernt habe.

GEBEN SIE DEM KIND EINEN NEUEN NAMEN.

Eines Tages lernte ich Tina kennen, eine deutschstämmige Peruanerin und Chefärztin einer Kinderklinik in Barcelona. Wir kamen auf einer internationalen Tagung zum Thema „Drogenprävention für Jugendliche" ins Gespräch, bei der es unter anderem um die „Emotionale Motivation als Ausweg aus der Sucht" ging.
Tina machte einen ausgesprochen herzlichen, ausgeglichenen und zufriedenen Eindruck auf mich. Sie lachte viel und hatte mit sichtlicher Begeisterung ein Faible für philosophische Gespräche. Tina schien den Eindruck zu erwecken, sie interessiere sich wirklich für alles und jeden. Es stellte sich heraus, dass Sie Mutter von zwei Söhnen und zwei Töchtern im Alter zwischen zwei und zwölf Jahren war. Sie sei als Chefärztin nicht selten 15 Stunden am Tag mit ihren Aufgaben beschäftigt, wie sie sagte, aber sie empfinde ihre Tätigkeit keineswegs als ermüdend oder gar belastend, ganz im Gegenteil. Im Augenblick überlege sie noch, eine Professur an der *Universidad de Barcelona* anzunehmen.
„Alle Achtung. Respekt. Wie Sie das alles unter einen Hut kriegen. Ich bewundere wirklich Ihre knallharte Willenskraft und eiserne Disziplin", äußerte eine Teilnehmerin der Tagung, die gemeinsam mit uns am Tisch saß und Tina aufmerksam zuhörte. Das war keine billige Schmeichelei. Sie sagte das mit offensichtlich tiefster Bewunderung und ehrlicher Anerkennung. Tina entgegnete ihr freundlich lächelnd: „Die Begriffe *Willenskraft* und *Disziplin* ziehen mich immer so runter. Es hört sich so sehr nach Unfreiheit, Müssen und Entbehren an."
Diese Aussage verwunderte jetzt alle am Tisch. Auf meine

Frage, wie sie denn das schafft, ihr Leben mit solch einer zielstrebigen Tatkraft und Ausdauer, so energetisch, entschlossen und konsequent zu meistern, wenn nicht durch beharrliche Willenskraft und beständige Disziplin, erhielt ich von Tina eine interessante Antwort. Sie sagte: „Nun ja, ich mag nun mal diese militärischen Begriffe, wie Disziplin und Willenskraft nicht. Trotzdem haben Sie schon recht. Zu meinen Tugenden zählen Entschlossenheit, Ausdauer, Zielstrebigkeit und eine gute Portion Unnachgiebigkeit und Zähigkeit. Ich will es Ihnen gern sagen. Es ist nur ein Trick, aber für mich ein sehr wirksamer. Ich gab irgendwann einfach den allzu eisernen Begriffen „Disziplin" und „Willenskraft" neue Namen. Ich nannte die Disziplin fortan „Durchhaltevermögen" und die Willenskraft „Zielstrebigkeit". Um erfolgreich zu sein, sind natürlich nach wie vor Ausdauer, Eigenkritik und harte Arbeit unausweichlich, aber dem Kind einen neuen Namen zu geben motiviert mich tatsächlich außerordentlich in meiner Arbeit und meinem privaten Umfeld."

Wenn Sie, verehrte Leserin und verehrter Leser also glauben, dass eiserne Disziplin und unbeirrte Willenskraft nicht zu Ihren großen Tugenden zählen, dann überlegen Sie sich bitte, ob das wirklich stimmt oder ob Sie vielleicht einfach einer falschen Sicht- und Denkweise aufgesessen sind. Wenn Sie so ticken wie die meisten Menschen, dann reagieren Sie nur genau, wie Tina mit Abneigung und Demotivation gegenüber den verstaubten militärischen Drill- und Gehorsamsbegriffen „Disziplin" und „Willenskraft".

Tatsächlich aber gehen doch die meisten Menschen, ob Raucher oder Nichtraucher, mit Entschlossenheit, Standhaftigkeit, Tatkraft, Zielstrebigkeit und Durchhaltevermögen durchs Leben. Genau wie Sie und ich packen sie zu, sind zielstrebig, charakterfest und energisch. Worauf ich hinaus will: Disziplin und Willensstärke sind aller Wahrscheinlichkeit gar nicht Ihr Problem. Ändern Sie die Militärversion in eine angenehme freie, zivile Variante, wie es Tina tat. Dann schaffen Sie den Rauchstopp fast nebenbei. „Durchhaltevermögen" und „Zielstrebigkeit" scheinen mir als „zivile" und „sportliche" Alternative wirklich sehr gut geeignet zu sein, finden Sie nicht?

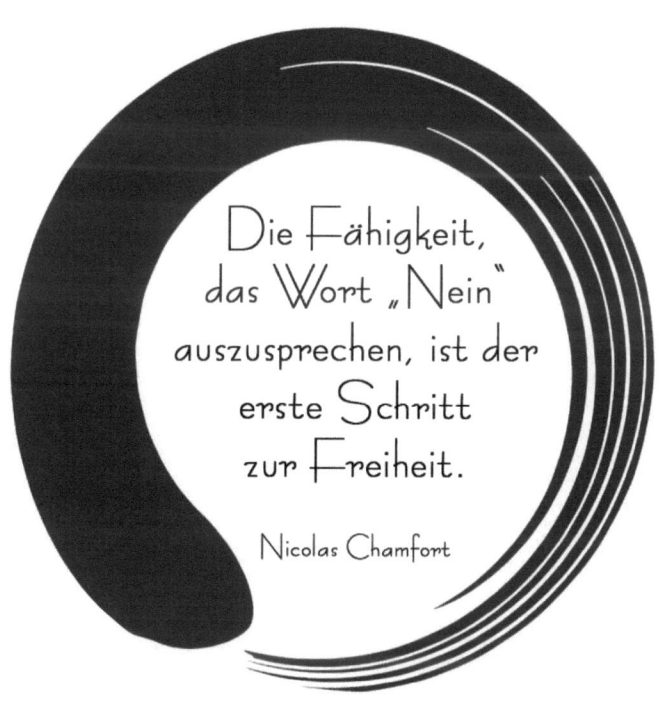

Die Fähigkeit, das Wort „Nein" auszusprechen, ist der erste Schritt zur Freiheit.

Nicolas Chamfort

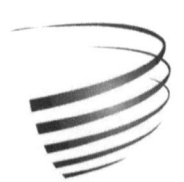

Nutzen Sie Ihre feste Absicht und lassen Sie los.

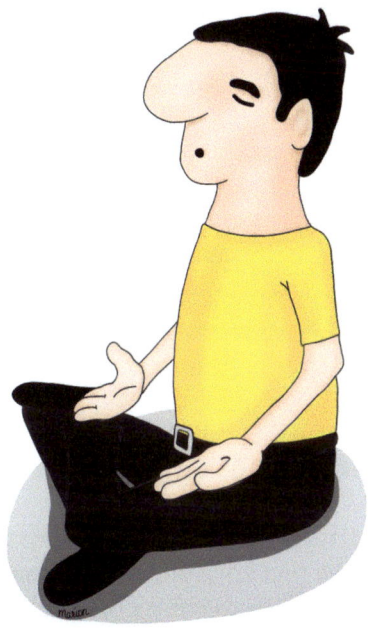

Sie haben sich nun aufgeschlossen durch diesen Ratgeber gelesen, um die Dauerschleife der Nikotinabhängigkeit endlich zu unterbrechen. Nie wieder zu rauchen ist jetzt nicht mehr nur Ihr schwacher Wunsch, sondern Ihre feste und gezielte Absicht. Damit haben sie einen wichtigen Meilenstein auf dem Weg zu Ihrem Rauchstopp erreicht. Diese Erkenntnis ist mittlerweile als unumstößliche Einsicht in Ihnen verankert, wie ein Fels in der Brandung.

Ihr Unterbewusstsein will diese Erkenntnis aber auf „ehrliche Weise" noch nicht freigeben, weil es über die Jahre mit Rauch und Nikotin vernebelt, vergiftet und verwirrt wurde. Stattdessen verkauft es Ihnen eine verlogene Alternative nach der anderen: „Rauch´ weiter, denn sterben müssen wir alle" oder „Ach komm zünde dir mal schnell eine an, denn morgen könntest du auch von einem Auto überfahren werden." Das sind Beispiele, der vielen arglistigen Argumente, mit denen Sie von Ihrem Nikotintyrannen verführt und geknechtet werden. Aber mittlerweile wissen Sie genau, dass die Wahrheit eine völlig andere ist. Dieses innere Wissen, Ihre Vernunft und die innere Überzeugung liefern Ihnen die „echte" Wahrheit und alle guten Ratschläge, die Sie vor den Gefahren des Rauchens in Zukunft fürwahr schützen werden. Diesen Zugang zur ehrlichen Erkenntnis haben Sie sich nun mit Ihrem neuen Wissen ums Rauchen stolz erarbeitet. Hierzu gratuliere ich Ihnen recht herzlich.

ALLE WÜNSCHE FESTIGEN SICH ERST,
WENN EINE KONKRETE ABSICHT VORLIEGT.

Die meisten Raucher wünschten sich, sie hätten niemals damit angefangen und könnten endlich damit aufhören. Aber der Wunsch allein reicht nicht aus. Wünsche sind schwach und allzu oft vernachlässigen oder vergessen wir sie deswegen wieder. Wäre es lediglich unser Wunsch, mit dem Rauchen aufzuhören, so wäre dies nur ein kraftloser, unwichtiger Impuls, der ins Leere führt, verwelkt, verblasst und schnell wieder verschwindet.

Erst die überzeugte, endgültige Absicht, es wirklich zu wollen, etwas dafür zu tun, um eine Veränderung herbeizuführen, versetzt Ihr großes Vorhaben in die Gegenwart. Wenn Sie erkannt haben, dass Ihr Wunsch, rauchfrei zu werden, etwas absolut Gutes für Sie ist, dann lohnt sich der volle Einsatz. Lassen Sie bitte Ihren Wunsch, nie wieder zu rauchen, zu dieser klaren, unumstößlichen Absicht werden und halten Sie an dieser Absicht unwiderruflich fest.

RICHTEN SIE AB JETZT IHRE AUFMERKSAMKEIT ALLEIN AUF DIE ABSICHT, EIN NICHTRAUCHER ZU WERDEN.

Holen Sie sich die Erkenntnis, dass das Rauchen keine gute Lösung ist, bei jeder Gelegenheit in Ihr Bewusstsein und damit ihn die Gegenwart. Wenn Sie das tun, dann lösen sich in Ihrem Unterbewusstsein allmählich alle Hindernisse gegen den bevorstehenden Rauchstopp auf. Wenn Sie mit dieser achtsamen Zielstrebigkeit und einer guten Portion an Sturheit gegenüber allen Hindernissen alle Sinne darauf ausrichten, nie wieder in Ihrem Leben zu rauchen, dann hat die Selbstlüge „Ich rauche gern" keine Chance mehr.

Sollten Sie es so angehen, dann werden Sie schon nach sehr kurzer Zeit feststellen, dass Sie zu einer angenehmen und sehr wirkungsvollen Gelassenheit fähig sind. Auf diese Weise erreichen Sie Ihr Ziel mühelos und ohne Anstrengung. Gleichzeitig sind Sie aber mit größter Leidenschaft, in Zukunft ein Nichtraucher zu sein, auf Ihr unumstößliches Ziel gerichtet.

LASSEN SIE BEWUSST ALLES LOS, WAS SIE ZUM RAUCHEN BEEINFLUSSEN WILL.

Wenn Sie die Bindung an die Sucht „loswerden" wollen, ist es sinnvoll, das Loslassen zu trainieren. Das soll jedoch keineswegs heißen, dass Sie Ihre Absicht, ein Nichtraucher zu werden, loslassen sollen. Es bedeutet nur, dass Sie Ihre Verbissenheit, Ihr Klammern an das Ergebnis, ein Nichtraucher zu sein, aufgeben sollen. Wenn Sie Ihre gezielte Absicht, nie wieder in Ihrem Leben zu rauchen, gleichzeitig mit einem Loslassen der falschen Rauchergründe, kombinieren, läuft alles mühelos und ohne Anstrengung. Lassen Sie das Rauchen einfach sein und nehmen Sie gelassen Abstand davon, etwas aufgeben zu müssen.

Ähnlich, wie beim HB-Männchen in der Werbung läuft dann alles wie von selbst, nur eben nicht mit der Fremdbestimmung Ihres Nikotintyrannen.

Wenn Sie Ihre letzte Zigarette ausgedrückt haben und sich auch keine mehr anzünden, ist der Weg zum Ergebnis nicht mehr wichtig. Vergessen Sie also einfach, welche Strecke Sie zurücklegen müssen. Gehen Sie auf diese Weise gelassen und mit fester unumstößlicher Absicht an den Start und danach Schritt für Schritt voran. Sie werden staunen, wie stressfrei und harmonisch Sie so zum Nichtraucher werden.

Sie wissen jetzt, wie Sie raus aus dem Modus „Autopilot" kommen, wie sinnlos und gefährlich die falschen Belohnungen in Form von Nikotin für Sie sind, wie Sie mit Achtsamkeit erkennen, was das Rauchen in Wirklichkeit ist, wie Sie sich einfach und effektiv selbst zu Höchstleistungen motivieren können, wie Sie mit Achtsamkeit, Gelassenheit und Ausdauer im Leben gewinnen und damit all Ihre Ziele leicht erreichen können. Mit diesem Schatz an wertvollem Wissen bestens ausgerüstet ist es jetzt an der Zeit, Ihre mentale Vorbereitungsphase zum Rauchstopp zu beginnen.

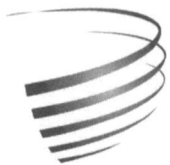

Achtsamkeit – Der geheime Schlüssel zum Erfolg.

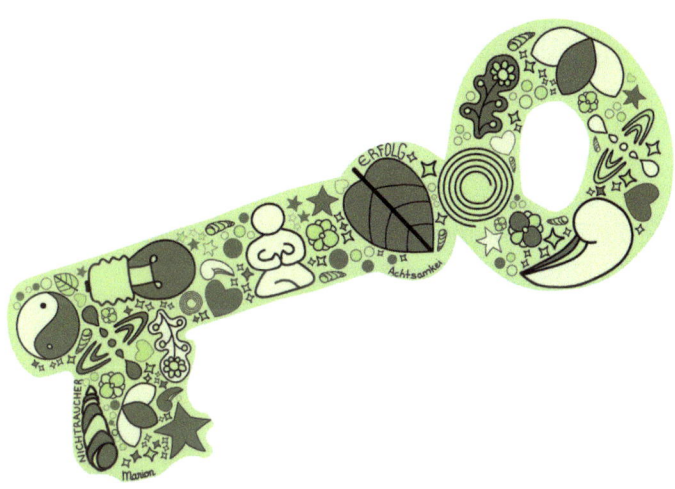

Augenblick, mögen Sie jetzt einwenden, das Thema hatten wir doch schon mal angeschnitten, nicht wahr? Stimmt. Ich habe Ihnen bereits das Zusammenspiel der Komplizen *Sucht*, *innerer Schweinehund* und *Gewohnheit* erklärt. Außerdem tauchte im Buch inzwischen schon recht häufig das wirkungsvolle Thema *Achtsamkeit* auf. Bitte verinnerlichen Sie die folgenden Seiten intensiv, denn diese Vertiefung ist für den Start zum Rauchstopp sehr wichtig. Hier laufen jetzt alle Fäden zusammen.

Wenn Sie so ticken, wie die meisten Menschen, dann reagieren Sie konditioniert auf immer sich wiederholende, bestimmte Reize. Auch das Rauchen von Zigaretten ist wie ein konditionierter Reflex. Diese Konditionierungen in unangenehmen und auch unliebsamen, stressigen Situationen sind unbewusste Automatisierungen, also falsche, gefährliche Angewohnheiten. Ihr Belohnungszentrum wurde durch das ständig eingerauchte Nikotin im Laufe der Zeit umprogrammiert. Der zwanghafte Vorgang des Rauchens funktioniert bei Ihnen deshalb seit einer gefühlten Ewigkeit, wie ein Autopilot.

Die gute Nachricht: Der Autopilot falscher, schädlicher Angewohnheiten lässt sich auch wieder ausschalten. Das Ziel dabei ist, die heimtückische Fehlprogrammierung in Ihrem Kopf dauerhaft zu löschen. Das ist möglich, wenn Sie das Rauchen absichtlich aus dem Unbewussten auf die Ebene Ihres Bewusstseins bringen, indem Sie Ihre konzentrierte Aufmerksamkeit darauf richten. So erhalten Sie die klare Kontrolle über das Rauchen und die Macht, das schädliche Verhaltensmuster bewusst zu überarbeiten.

Bedauerlicherweise lässt sich eine fast lebenslange Gehirnwäsche nicht ganz so einfach, wie mit einem Mausklick auf unserer Festplatte entfernen.

Um die verhärteten konditionierten Reflexe des Rauchens langsam und allmählich aufzuweichen und letztendlich vollkommen verebben zu lassen, ist eine zeitlich angemessene Vorbereitungsphase grundlegend und notwendig. Sie benötigen nun einmal ausreichend Zeit, um als Nichtraucher wieder Ihre eigenen und richtigen Entscheidungen zu treffen. Aber glauben Sie mir: Eine bewusste mentale Vorbereitung ist das A und O des Ausstiegs aus der tückischen Droge Nikotin.

Eine große Hürde der Vorbereitung zu Ihrem Rauchstopp haben Sie bereits übersprungen. Sie haben sich bis hierhin intensiv mit den Hintergründen auseinandergesetzt. Dabei sammelten Sie wichtige Erkenntnisse über sich selbst, Ihre Denkmuster und Ihr bisheriges Verhalten in Bezug auf das Rauchen.

NEHMEN SIE SICH BITTE AB JETZT ZEIT, DAS RAUCHEN IN ALLEN DETAILS ZU ANALYSIEREN.

Ab jetzt warten Sie einfach ganz bewusst bei jeder Zigarette auf eine Reaktion in Ihrem Körper, ohne sich dafür in irgendeiner Weise anzustrengen. Signalisiert Ihnen diese Vorgehensweise möglicherweise Wohl- oder Unbehagen? Wieviel Zeit vergeht bis dahin? Gibt es bestimmte Auslöser? Eines ist auf jeden Fall klar: Wenn Sie mit dem Rauchen aufhören wollen, dann wird die Reaktion auf die Zigarette langsam und allmählich Unbehagen in Ihnen auslösen. *Durch achtsames Betrachten des Rauchvorgangs erkennen Sie schon sehr bald die tatsächliche gefährliche Tragweite und schätzen die Risiken entsprechend realistisch ein.*
Bringen Sie den konditionierten unbewussten Reflex des Rauchens aus dem nikotinkranken Unterbewusstsein in ihr vernunftbegabtes Bewusstsein und betrachten Sie Ihre Aktivität (das Rauchen) ganz genau. Fragen Sie sich dabei immer: Wie sehen die Folgen aus, die ich beim Rauchen zu erwarten habe. Ihre Vernunft wird für Sie immer eine klare Antwort parat haben und Ihnen mitteilen, dass das Rauchen falsch ist und für immer beendet werden sollte. Erinnern Sie sich beim Einatmen des Rauches an das, was das Nikotin in Ihrem Körper in diesem Moment auslöst. Sollten Sie draußen vor einem Fenster stehen, betrachten Sie sich selbstkritisch, neugierig und wach in der Spiegelung, wie sie dabei aussehen. Wie fühlen Sie sich dabei? Gehen Sie beim Ausleeren des Aschenbechers auf Ihrem Balkon nah heran. Riechen Sie die Kippen. Zählen Sie sie. Wie fühlt sich die kalte Asche zwischen Ihrem Daumen und Zeigefinger an? Wie riechen Ihre Finger danach? (Ja, ich weiß, das ist eklig, bringt Ihnen aber garantiert intensive Erkenntnisse über das, was Sie sich täglich in die Lunge pfeifen.). Wenn Sie achtsam beim Rauchen sind, fällt Ihnen vielleicht auf, dass Sie an der Haltestelle schneller oder

hastiger an Ihrer Zigarette ziehen, um Ihre ausreichende Nikotindosis zu sichern, bevor der Bus kommt.

Zigarettenpause während der Arbeit? Wer raucht mit Ihnen gemeinsam? Wie sehen die Personen aus? Sehen Sie gesund aus? Sind die Personen nervös und nach den ersten Zügen entspannt und gelassen? Sieht das Rauchen bei Ihren Kollegen cool aus? Wie riechen diese Leute? Wie geht es Ihnen selbst beim Rauchen? Fühlen Sie sich locker und gelassen? Ist die Kippe wirklich Ihr Freund in allen Lebenslagen? Sorgt sie für Beruhigung? Wie lange? Wann müssen sie die nächste Zigarettenpause einlegen?

Konzentrieren Sie sich bitte wachsam und neugierig auf Ihre Aktivitäten, wenn Sie zum Beispiel die Runde im Restaurant kurz verlassen müssen, um draußen eine zu rauchen. Stellen Sie sich beim Rauchen vor, wie Ihr Kind Ihre teergelben Finger mit der morgendlichen Zigarette in der einen und der Kaffeetasse in der anderen Hand sehen würde.

Dies sind nur einige wenige Beispiele der Achtsamkeit beim Rauchen. Ich bin davon überzeugt, verehrte Leserin und verehrter Leser, sobald Sie beginnen, achtsam, wach und mit allen Sinnen zu rauchen, werden Sie bei jeder einzelnen Zigarette in Kombination mit Ihrem neu erworbenen Wissen der Wahrheit des Rauchens und damit dem Rauchstopp ein Stück näherkommen.

ZELEBRIEREN SIE DAS RAUCHEN
ACHTSAM UND BEWUSST.

Wenn Sie ab jetzt Ihre Zigaretten bis zu Ihrem Rauchstopp mit höchster Konzentration und Achtsamkeit rauchen, dann tun sich fast automatisch folgende entscheidende Fragen auf: Was teilt Ihnen Ihr Gehirn tatsächlich mit, wenn Sie Zigaretten rauchen? Wie schmeckt die Zigarette? Wie riecht der Rauch und wie riechen Sie aus dem

Mund? Welchen Geruch hat Ihre Garderobe? Wie empfinden Sie den Sinn des Rauchens? Aus welchem Material besteht die Zigarette? Wie fühlt es sich an, wenn Sie sich in Papier gerollten Tabak in den Mund stecken und anzünden? Was bleibt an Restmaterial bei der Zigarette zurück? Nehmen Sie bei jedem einzelnen Zug an der Zigarette wachsam und konzentriert wahr, was passiert, sobald Sie sie inhaliert haben, dass allerdings im Wissen um all die Schadstoffe, die Sie ebenfalls dabei aufgenommen haben. Fragen Sie sich, was eine Zigarette kostet und ob es den Preis (Geld, Gesundheit und Leben) wert ist. Betrachten Sie die Teerrückstände an Ihren Fingern und im Filter und stellen Sie sich diese Rückstände in Ihrer Lunge vor. Müssen Sie husten? Was denken Sie dann in diesem Moment? Fühlen Sie sich beim Rauchen frei oder wie ein Sklave des Nikotins? Bereitet es Ihnen Stress, wenn das Rauchen verboten ist und Sie deshalb vor die Tür gehen müssen? Macht Ihnen das Rauchen Angst? Ärgert es Sie, dass Sie rauchen? Ja, Achtsamkeit bringt die Wahrheit zutage und das kann hart sein. Aber sehen Sie es einmal aus einer anderen Perspektive: Sie erhalten jetzt den Beweis, dass der Glimmstängel und der Nikotintyrann in Ihnen nicht Ihre Freunde sind. Mit Achtsamkeit erkennen Sie Ihre wahren Feinde. Mit dieser Erkenntnis, und somit einer Nasenlänge voraus, gewinnen Sie den Kampf und sind wieder frei.

ERFORSCHEN SIE DEN VORGANG DES RAUCHENS WIE EIN WISSENSCHAFTLER SEIN FORSCHUNGSPROJEKT.

Mit dieser Technik sind Sie sich selbst gegenüber schonungslos ehrlich und bewerten das Rauchen mit Ihrem Verstand klar, deutlich und unverhohlen. Konzentrieren Sie sich aufmerksam, offenherzig und mit all Ihrem Wissen über die Gefahren auf den Vorgang des Rauchens. Erforschen Sie den Vorgang regelrecht, wie ein Wissenschaftler sein Projekt. Auf die Weise vermitteln Sie Ihrem Unterbewusstsein, dass es komplett auf dem Holzweg ist.

Mithilfe Ihrer Achtsamkeit in Kombination mit forschender Neugierde verinnerlichen Sie allmählich Ihr Wissen und Ihr Gehirn erkennt diesen Vorgang schließlich als einen Lernprozess, den es schon bald als gute und wahre Erkenntnis für immer behalten wird. Ist der Lernprozess Ihres Gehirns, Rauchen bringt objektiv betrachtet keinerlei Vorteile, einmal gefestigt, bemüht sich Ihr Unterbewusstsein nach Kräften, Sie bei der Veränderung Ihres Verhaltens und beim Nikotinentzug zu helfen. Das Ergebnis der Achtsamkeitstechnik ist das allmähliche Umprogrammieren Ihres fehlgeleiteten Denkens. In diesem Augenblick ist der Bann des Rauchens gebrochen. Das ist der Zeitpunkt, wo Sie erkennen werden, dass das Rauchen schlicht und einfach sinnlos, gefährlich, falsch und vollkommen unnötig ist.

LOHN DER ACHTSAMKEIT: FALSCHE VERHALTENSMUSTER ERKENNEN UND VERLASSEN.

Achtsamkeit bedeutet, neugierig, wissbegierig, erwartungsvoll und wach zu sein. Es bedeutet auch, alles um Sie herum entweder realistisch oder gar nicht zu bewerten. Nur, was tatsächlich in diesem Augenblick passiert, zählt. Achtsamkeit lässt sich sehr leicht trainieren und nach einiger Zeit wird sie zu einer universellen Technik für alle Probleme in Ihrem Leben. Mit Achtsamkeit und Wissen übernehmen Sie die Kontrolle über Ihr richtiges Verhalten. Das führt dazu, das Rauchen bewusst, klar und nüchtern zu betrachten. Sie werden die, auf Angst basierenden Verhaltensmuster der Sucht nach und nach erkennen und verlassen, was dazu führt, dass Sie immer weniger am Rauchen interessiert sind, bis es für Sie bald ganz vorbei damit ist. Das ist der Sinn und geniale Effekt der Achtsamkeit in

Kombination mit Wissen, Aufgeschlossenheit und Interesse. Sie werden nicht mehr ständig betrogen und getäuscht, sondern Sie erhalten die wahre Antwort auf die Frage, was Sie dafür bekommen, wenn Sie Ihre Sucht überwinden.

Nutzen Sie Ihre natürliche Fähigkeit der Achtsamkeit und Anteilnahme, um zu sehen, was in Ihnen passiert. Schon bald werden Sie aus der Gewohnheits- und Suchtschleife heraustreten, den unbändigen, unumstößlichen Drang haben, nie wieder rauchen. Bereits in Kürze lassen Sie von Ihren alten schlechten Gewohnheiten ab und nehmen neue sinnvolle Verhaltensmuster an. Ab diesem Moment steht Ihnen die Tür für ein Leben ohne Zigaretten weit offen. Sehen Sie Ihre Unabhängigkeit bereits vor sich? Das ist gut. Dann wissen Sie jetzt, wie und wann Sie der nutzlosen Endlosschleife des Rauchens entkommen.

„ENTAUTOMATISIEREN" SIE IHRE
MIESEN GEWOHNHEITEN.

Ich möchte Ihnen, verehrte Leserin und verehrter Leser, das Training der Achtsamkeit wärmstens empfehlen. Gehen Sie es einfach so an, nichts dabei zu erzwingen. Wählen Sie den einfachen, unkomplizierten widerstandslosen Weg. Lassen Sie lediglich los. Erforschen Sie wachsam Ihr Inneres und Äußeres. Seien Sie interessiert an allem, was Sie fühlen und denken. Lernen Sie dabei, jede Art von Zwang aufzugeben und bewerten Sie realistisch oder möglichst gar nicht. Damit entautomatisieren Sie Ihre schlechten Gewohnheiten und Abhängigkeiten auf die leichteste und effektivste Art. Es ist auch völlig in Ordnung, wenn Sie dabei eine Zigarette rauchen. Fahren Sie mit Ihren wachen Beobachtungen einfach dabei weiter fort. Wenn Ihnen danach ist, blättern Sie im Buch zurück und markieren oder verinnerlichen Sie sich noch einmal die, für

Sie wichtigsten Passagen. Ganz nebenbei: Gezielte Achtsamkeit eignet für alles, was Sie in Ihrem Leben verändern wollen. Garantiert!

SO TÖTEN SIE DEN NIKOTINTYRANNEN IN SICH.

Besiegen Sie die Bestie mit Ihrem neuen Wissen, mit Achtsamkeit, und Ihrer aufrichtigen Anteilnahme am Rauchgeschehen. Sehen Sie ganz genau hin, was das Monster von ihnen will und was es mit Ihnen vorhat. Nur die Aufmerksamkeit, Ehrlichkeit und Offenheit gegenüber der Wirkungsweise der Nikotinsucht bringt Ihnen die wahre Erkenntnis und ist deshalb Ihr Schlüssel zum Erfolg.

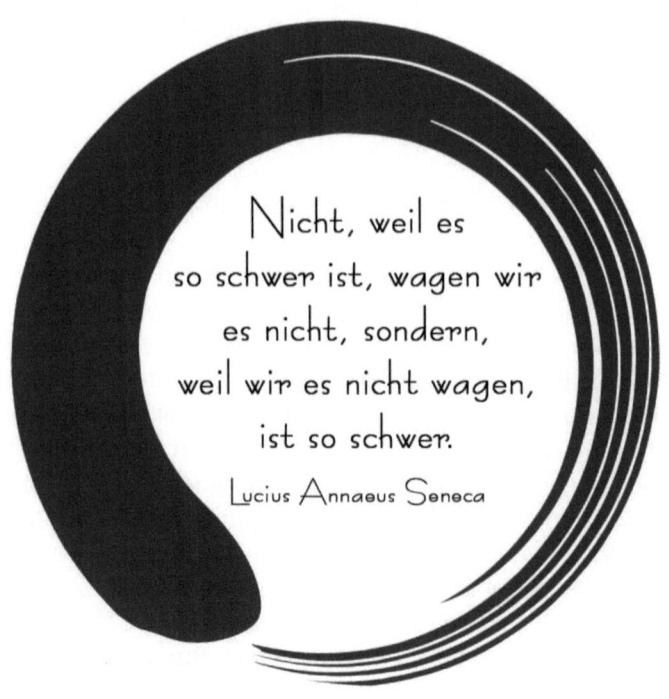

Nicht, weil es so schwer ist, wagen wir es nicht, sondern, weil wir es nicht wagen, ist so schwer.

Lucius Annaeus Seneca

Drehen Sie dem Tyrannen den Nikotinhahn zu.

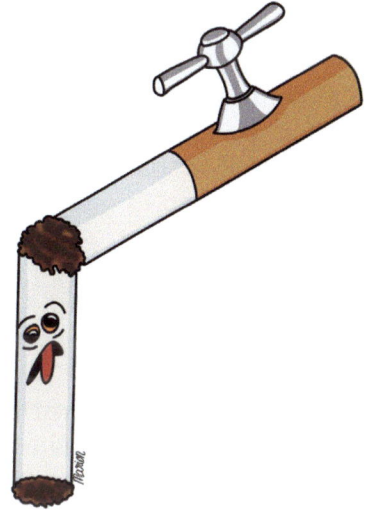

Zu Beginn dieses Buches begaben Sie sich auf eine fantastische Reise in Ihre Zukunft. Sie hatten dort vor einem Jahr Ihr großes Ziel erreicht und nahmen die Chance wahr, sich selbst als Nichtraucher vorzustellen. Investieren Sie ab heute bitte jeden Tag etwas Zeit und lesen Sie sich Ihre Reise in die Zukunft immer mal wieder durch, bis Sie das sichere Gefühl haben, dass es Ihr tiefster und innigster Herzenswunsch ist, ein Nichtraucher zu sein und sich nie wieder in Ihrem Leben eine Zigarette anzuzünden.

LASSEN SIE NIEMALS ZWEIFEL IN SICH AUFKOMMEN.

Nachdem Sie jetzt, verehrte Leserin und verehrter Leser, Ihre Entscheidung getroffen haben, und ich gehe

195

davon aus, dass es die richtige Entscheidung ist, bitte ich Sie, Ihren Entschluss niemals anzuzweifeln. Zweifel bewirken nur, dass Sie sich vorstellen, Sie müssten immer weiterrauchen und könnten niemals mehr damit aufhören. Zweifel bewirken, dass Sie glauben, das Rauchen sei ein Privileg, für das sie gerne viel Geld bezahlen. Zweifeln Sie nicht daran, dass Sie es heute schaffen können. Wenn Sie es heute nicht schaffen, warum glauben Sie, dass Sie es morgen, nächste Woche oder nächsten Monat schaffen können? Seien Sie sich sicher: Es gibt keinen einzigen guten Grund für Ihre Zweifel.

WARTEN SIE NICHT DARAUF,
EIN NICHTRAUCHER ZU WERDEN.

In dem Augenblick, in dem Sie sich entschieden haben, ein Nichtraucher zu sein, sind Sie einer. Bitte schieben Sie den Rauchstopp nicht auf, sondern glauben Sie fest an sich selbst und handeln Sie jetzt. Natürlich fordert Ihr Rauchstopp Mut, aber nach all dem, was bis jetzt über das Rauchen gelernt haben, wird es Ihnen leichtfallen, den großen, mutigen Schritt in Ihr neues Leben ohne Zigaretten zu vollziehen. Trennen Sie sich von der wahrscheinlich schlimmsten Krankheit, unter der Sie jemals in Ihrem Leben gelitten haben. Wenn Sie nicht zweifeln, dann sind Sie kein Loser. Nein, dann sind Sie der totale Gewinner. Lassen Sie es nicht zu, dass eines Tages Ihr Arzt zu Ihnen sagt: „Es tut mir leid, aber es ist zu spät. Sie haben leider zu lange und zu viel geraucht."
Ich kann es nur immer und immer wiederholen: Zweifeln Sie niemals an der Entscheidung, ein Nichtraucher zu werden, denn dieser Entschluss ist hundertprozentig der Richtige. Warum? Ganz einfach: Es gibt nur Rauchen und Nichtrauchen und Rauchen ist falsch.

DER NIKOTINTYRANN IST NUR EIN FEIGES GROSSMAUL.

Mit dem Training der Begeisterung für ihren Herzenswunsch bereiten Sie sich mental auf den Rauchstopp, wie ein Sportler auf seine Wettkämpfe vor. Betrachten Sie jeden einzelnen Tag des „Drei-Wochen-Entwöhnungsprogramms" als eine Wettkampfrunde für sich. Immer, wenn Sie als Sieger gegen den Nikotinteufel aus dem Ring steigen, wird er schwächer und schwächer. Geben Sie ihm nichts. Dann wird der Tyrann bald verhungern und verdursten.

Zu Beginn wird sich Ihr an Nikotin erkranktes Unterbewusstsein vehement gegen den Entzug wehren, aber darauf sind Sie ja mental bestens vorbereitet. Richten Sie bitte Ihre ganze Aufmerksamkeit einzig und allein auf das Ziel, zweifelsfrei ein Nichtraucher für den Rest Ihres Lebens zu sein. Fühlen Sie in jedem Augenblick achtsam und konzentriert, wie gut es Ihnen dabei geht. Nehmen Sie auch wahr, wie Sie und Ihr Umfeld darauf reagieren. Schreiben Sie Ihr großes Ziel „**ICH BIN JETZT NICHTRAUCHER**" auf ein Blatt Papier. Hängen Sie sich Ihr Ziel am besten an einen Spiegel oder stecken Sie es in Ihre Hosentasche und betrachten Sie Ihr Ziel immer dann, wenn Sie Zweifel überkommen. Meldet sich der falsche Berater in Ihnen? Macht nichts. Nehmen Sie einfach wahr, dass der Tyrann zwar noch existiert, Ihnen aber nichts mehr bieten kann. Sie sind wieder frei. Lassen Sie den kleinen Zwerg maulen und wenden sich einfach etwas anderem zu, das Sie von dem albernen Gejammere ablenkt.

Lassen Sie sich beim Training Ihrer emotionalen Motivation, mit dem Rauchen aufzuhören, nicht von falschen Widerständen und Blockaden aufhalten. Widerstände und Blockaden werden Sie sicher spüren, denn damit wehrt sich der Nikotinteufel. Das ist sein Trick. Er will unter allen Umständen, dass Sie am Vertrauten festhalten, damit Sie das Rauchen als Ihre Sicherheit und die Zigarette weiterhin als Ihren Freund betrachten. Lassen Sie sich nicht täuschen. Sie sind jetzt der Fels in der Brandung. Sie werden stärker sein und alle Blockaden und Widerstände besiegen, denn Sie steigen gewappnet mit einem gut trainierten Durchhaltevermögen und mental perfekt vorbereitet in den Ring. Vergessen Sie niemals: Der Gegner ist schwach und ein feiger, trügerischer Verführer und Lügner. Er verliert schnell. Sie aber sind selbstbewusst und stark. Sie kennen jetzt die Wahrheit über das Rauchen und die Wahrheit über Ihren falschen Berater.

Durch Ihren unumstößlichen Entschluss entsteht die Motivation, die Begeisterung und die damit einhergehende Willenskraft, ein überzeugter Nichtraucher zu sein. Glauben Sie fest an sich selbst. Lassen Sie sich auf keine falschen Tatsachen bezüglich des Rauchens ein, die Sie in die Richtung bringen, sich psychisch und gesundheitlich zu zerstören.

Wenn Ihnen der Nikotinteufel sagt: „Es hat ja doch alles keinen Zweck, ich schaffe das nicht", sagen Sie **STOPP**.

Sagen Sie ihm: „Du hast mich die letzten Jahre lange genug an der Nase herumgeführt. Deinetwegen habe ich Unsummen an Geld ausgegeben. Deinetwegen huste ich jeden Morgen und den ganzen Tag lang. Jetzt wollen wir doch mal sehen, wer hier der Stärkere ist. Du oder ich!"

Wenn Ihnen das Nikotinmonster sagt: „Schau Dir all die glücklichen Anderen an. Die dürfen rauchen, du aber nicht", dann schalten Sie um und sagen **STOPP**:

„All diese Raucher wünschten sich, dass sie nicht rauchen müssten. Diese Raucher beneiden mich in Wahrheit und das zurecht. Also, mein bösartiger Feind, der sich hinterhältig als Freund ausgibt: Hör´auf, mich mit falschen Tatsachen zu beeinflussen. Ich freue mich darüber, dass ich nicht mehr rauche und ich habe Mitleid mit all diesen armen Rauchern um mich herum. Ich bin ja schließlich auch nicht neidisch auf einen Heroin- oder Alkoholsüchtigen. Nein! Du bist nicht mein Freund, sondern mein unbarmherziger Feind und ich werde dich bekämpfen, austrocknen töten und vergessen."

Wenn der bösartige Nikotinzwerg sagt: „Rauch doch mal eine Zigarette", dann sagen Sie **STOPP**.

Lachen Sie ihn aus. Machen Sie sich lustig über ihn. Sagen Sie ihm, dass er sich kindisch benimmt und ein schlechter Berater ist, wenn er Sie zum Rauchen verführt. Sagen Sie dem hinterhältigen Nikotinteufel, dass es einfach spielend leicht ist, mit dem Rauchen aufzuhören und dass Sie das Rauchen, überhaupt nicht vermissen werden.

Es könnte sein, dass der kleine, listige Quälgeist in Ihnen sagt: „Wie wäre es denn, wenn du weniger rauchen würdest? Werde doch einfach Gelegenheitsraucher. Wäre dann nicht schon dein Ziel erreicht? So fünf bis zehn Zigaretten am Tag, das wäre doch eine Alternative". Wenn der Nikotintyrann in Ihnen solche Töne anschlägt, sagen Sie **STOPP**.

Sagen Sie ihm: „Du überzeugst mich nicht davon, weniger zu rauchen. Auch wenige Zigaretten sind Dreck und vergeuden nur sinnlos mein Geld. Es bringt nichts, weniger zu rauchen. Ganz im Gegenteil. Es verschlimmert nur den Entzug. Dich kurz und schmerzlos zu besiegen, das ist die einfachere, sinnvollere und bessere Lösung. Ich bin kein Gelegenheitsraucher, ich war nie einer, und ich werde niemals einer werden – Punkt."

Vielleicht sagt das hässliche Monster in Ihnen auch:

„Meine Güte, du überlebst diesen Verlust nicht. Deine geliebten Zigaretten, das gibt doch eine Leere in deinem Leben". Sagen Sie in diesem Fall **STOPP**.

„Du hast mir lange genug etwas vorgemacht. Ich weiß, diese Angst ist unbegründet. In wenigen Tagen ist das Gefühl des Nikotinentzugs komplett vorbei. Damit verschwindet auch das eingebildete Gefühl eines Verlustes. Denn es ist ja letztlich kein Verlust, sich von etwas zu trennen, was mir nur Schaden zufügt, körperlich oder geistig. Es gibt keinen Verlust, wenn ich mit dem Rauchen aufhöre. Ganz im Gegenteil. Nichtraucher zu sein ist ein einziger großer Gewinn. Ich werde ohne Zigaretten glücklicher, mutiger, selbstbewusster und gesünder leben. Es schmeckt alles wieder besser, ich rieche wieder mehr, ich habe mehr Geld, ich behalte all meine alten Freunde und gewinne zudem neue hinzu. Nichts wird mich ab jetzt daran hindern, ein Nichtraucher zu bleiben, denn ich bin wieder frei. Und der Verlust, der Sklave der Zigarette zu sein, ist etwas, das ich gerne in Kauf nehme. In spätestens drei Wochen ist auch mein Bewusstsein davon überzeugt und du, mein falscher, hinterhältiger Feind, bist bis dahin verhungert und ausgetrocknet."

SIE WOLLEN EIN FREIER NICHTRAUCHER SEIN
UND DAS WERDEN SIE AUCH SCHAFFEN.

Die gute Nachricht: Die körperliche Abhängigkeit von Nikotin hält nicht besonders lange an und die Entzugserscheinungen sind äußerst gering. Es ist in etwa vergleichbar mit den Symptomen einer leichten Erkältung. Sobald Sie mit dem Rauchen aufgehört haben, ist das Gefühl der Abhängigkeit bereits nach wenigen Tagen so gut wie vorbei. Ihnen wird nicht einmal etwas weh tun. Nach etwa drei Wochen hat das Gift Ihren Körper nicht mehr im Griff und schon bald fühlen sich gesünder, motivierter, kräftiger und wesentlich gelassener. In Kürze werden Sie nicht mehr unter dem Verlust Ihrer Gesundheit und Ihrer Energie, dem Verlust Ihres Geldes, Ihres Selbstwertgefühls, dem Verlust Ihres Muts oder Ihrer Freiheit leiden. Dann sind Sie, verehrte Leserin und verehrter Leser, nicht mehr drogenabhängig. Beneiden Sie die armen Raucher also nicht mehr, sondern bemitleiden Sie sie.

Mental stark - Schritt für Schritt zum Ziel.

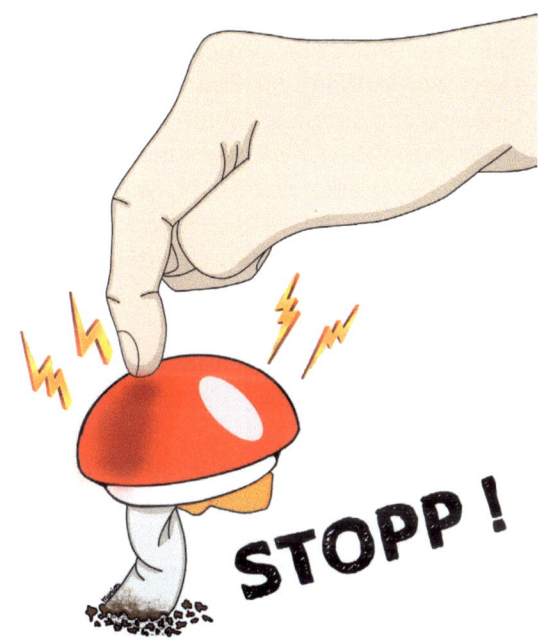

PHASE 1: DIE MOTIVATIONSVORBEREITUNG
VOR DEM RAUCHSTOPP.

Geben Sie sich, nachdem Sie dieses Buch gelesen haben, 2 Wochen für die Phase 1, die Motivationsvorbereitung. Dabei ist es das Ziel, mental vollkommen überzeugt davon zu sein, die Nikotinsucht für immer zu überwinden. Aber machen Sie es sich dabei möglichst einfach. Gehen Sie den Weg des geringsten Widerstandes und Aufwandes. Bleiben Sie gelassen und unberührt vom Terror Ihres kleinen übellaunigen Nikotintyrannen.

Zwei Wochen hören sich vielleicht im ersten Moment nach einer ungewöhnlich langen Zeit der Vorbereitung an, sie hat sich aber bei meinen Seminarteilnehmern bislang optimal bewährt. Ihre Entscheidung ist dann perfekt vorbereitet, wenn sie mit Argumenten gegen das Rauchen (und es gibt keine rationalen Argumente für das Rauchen) manifestiert wurde. Wenn Sie Ihren Rauchstopp mental so vorbereiten, sind Sie gegen Ihren inneren Widerstand optimal gewappnet. In der Vorbereitungsphase bauen Sie Motivation, Willensstärke, Zuversicht, Mut und Ihr Selbstvertrauen auf. Das sind die wichtigsten Erfolgsfaktoren, die Sie nach dem Rauchstopp erfolgreich durch die Entwöhnungsphase bringen werden.

ERHEBEN SIE DIE NICHTRAUCHERGRÜNDE ZU IHREN GLAUBENSSÄTZEN.

Die Gründe, warum Sie bislang rauchten, sind Ihnen sicherlich gut bekannt: Vermeintlicher Genuss, Anregung, Beruhigung, Geselligkeit, Hunger- bzw. Stress-Killer und so weiter. Aber es geht in der Motivationsphase zum Rauchstopp natürlich nicht darum, den Kopf in den Sand zu stecken und die Gründe des Rauchens weiterhin zu verteidigen.

Sie kennen nun Ihre Rauchgewohnheiten und sind sich über die kranke Gehirnwäsche des giftigen Nikotins und der Werbung der Zigarettenkonzerne vollkommen im Klaren. Genau das ist Ihr unerschütterliches Fundament, auf dem Sie Ihren erfolgreichen Rauchstopp einleiten. In der mentalen Vorbereitung bauen Sie ebenfalls Ihre tiefe Überzeugung auf, dass die Zigarette nicht Ihr vertrauter Berater in allen Lebenslagen, sondern Ihr erklärter Feind ist. Der Nikotintyrann setzt Sie den übelsten Krankheiten aus und macht Sie zum Leibeigenen der Zigarette. Helfen Sie Ihrem Unterbewusstsein, wieder gesund zu werden und bringen Sie es in die Realität zurück. In der zweiwöchigen Vorbereitungs- und Motivationsphase haben Sie die Gelegenheit, die wahren Argumente zu verinnerlichen, die Sie zum Rauchstopp motivieren und zum lebenslangen Nichtraucher machen werden.

RAUCHEN SIE JEDE ZIGARETTE NEUGIERIG,
ACHTSAM UND KONZENTRIERT.

Weil es so effektiv und deshalb ganz wichtig ist, erwähne ich es an dieser Stelle gerne noch einmal: Nehmen Sie bei jedem einzelnen Zug an der Zigarette achtsam und interessiert wie ein Wissenschaftler in seinem Forschungsprojekt wahr, was passiert, sobald Sie sie den Rauch inhaliert haben, dies allerdings im Wissen um all die üblen (4.000) Schadstoffe, die Sie ebenfalls dabei aufgenommen haben. Betrachten Sie alles, wirklich alles, möglichst jedes Detail um den Rauchvorgang herum. Bitte lesen Sie sich dazu täglich die 65 Leitsätze für ein Leben ohne Zigarette (bei Bedarf mehrmals) durch, bis sich die Gründe, warum Sie nicht mehr rauchen, in Ihnen unumstößlich und vollkommen überzeugt verankert haben.
Nach zwei Wochen des achtsamen Rauchens und der entsprechenden mentalen Vorbereitung ist Ihr Moment gekommen. Dann ist es Zeit für Ihren roten Stopp-Buzzer. Sie werden Ihren Entschluss mit voller Überzeugung und ohne jeden Widerstand in die Tat umsetzen, den Absprung locker schaffen und sich nie wieder in Ihrem Leben eine Zigarette anzünden.

RAUS AUS DER MENTALEN KILLER-FALLE NIKOTIN.

Wenn Sie mit der Schlusspunkt-Methode Ihren Rauchstopp einleiten, dann gehen Sie es mental bitte Schritt für Schritt in Etappen an, besser gesagt: Tag für Tag. Sie stehen morgens auf und rauchen nicht mehr. Die nächste Zigarette aus Ihrer Routine lassen Sie einfach weg. Denken Sie nicht weiter als bis zur nächsten Situation. So gehen Sie abends schlafen und rauchen immer noch nicht. Das Jahr spielt überhaupt keine Rolle, der Monat ist nicht wichtig und die Woche ist es ebenfalls nicht. Gehen Sie ruhig, achtsam und unbeirrt Schritt für Schritt und Stufe für Stufe Ihren täglichen Weg ohne die Kippe, egal was Ihnen der Nikotintyrann einreden will.

Der Vorgang des Rauchens hat sich bei Ihnen tief eingegraben. So herrscht ein andauernder Kampf zwischen Ihrem Körper und Ihrem Geist. Diese verhärtete Konditionierung können Sie nicht von jetzt auf gleich abstellen. Die Falle, in der Sie sich befinden ist, wie erwähnt, eine Konditionierungsfalle. Deshalb ist es äußerst sinn- und wirkungsvoll, sich für die Aufweichung der verhärteten Konditionierungen ausreichend Zeit zum Aufbau der richtigen Einstellung zu nehmen. Das Lesen dieses Buches hat Sie bereits sehr gut vorbereitet. Es bleibt jetzt noch, Ihre Einstellung zum Nichtrauchen achtsam, selbstständig und nachhaltig zu verfestigen.

Eines kann ich Ihnen jedenfalls garantieren: Mit der richtigen mentalen Einstellung, einer wachsamen Vorgehensweise, regelmäßiger körperlicher Aktivität und Entspannung sowie der Nutzung des Buch begleitenden Mentaltrainings werden Sie die ersten drei schwierigsten Wochen ganz locker überstehen.

DIE DREI-WOCHEN ENTWÖHNUNGSSTRATEGIE.

Die Rauchentwöhnung dauert nicht etwa ein paar Stunden oder Tage, sondern mehrere Wochen, mitunter sogar einige Monate, wenn man es vermeiden will, wieder rückfällig zu werden. Aber wenn Sie meinen Ausführungen und Anweisungen bis hierhin gefolgt sind, haben Sie die besten Erfolgschancen, nie wieder zu rauchen. Glauben Sie mir: Es wird von Tag zu Tag, von Woche zu Woche erträglicher.

Im Gegensatz zu etlichen Seminaranbietern und Buchautoren zum Thema „Rauchstopp" bin ich der festen Überzeugung, dass bei einem lediglich vier bis fünfstündigen theoretischen Schnelldurchgang zur Beseitigung der falschen Argumente, warum Sie rauchen, nur äußerst wenig Aussicht auf nachhaltigen Erfolg besteht, ein lebenslanger Nichtraucher zu werden. Allein die Akupunktur, die Hypnose oder diverse Medikamente werden Sie ebenfalls nicht oder nur äußerst selten von der üblen Sucht des Nikotins erlösen. Auch wenn die meisten Raucher ihre Sklaverei am liebsten so schnell wie möglich vom Tisch hätten, es gibt keine „schnelle Lösung". Da hilft auch keine versprochene „Geld-Zurück-Garantie" diverser Nichtraucher-Power-Seminare.

Qualitativer und weitaus effektiver scheint es mir zu sein, den Nikotinentzug nicht klein und unwichtig zu reden, sondern Sie, liebe Leserin und lieber Leser, als frischen Ex-Raucher nachhaltig zu überzeugen und zu motivieren. Darüber hinaus gebe ich Ihnen effektive Instrumentarien an die Hand, die Ihr ansonsten fast unüberwindbares Verlangen nach Nikotin wirkungsvoll und leicht stoppen können bis die Entzugssymptome, physisch (erhöhte Reizbarkeit, Heißhunger, Unruhe, Nervosität, Konzentrationsprobleme, Leistungsmangel etc.) und physisch (Schwitzen, Schwindel, Kopfschmerzen, Herzrasen etc.) bei Ihnen vollständig aufgelöst wurden.

Ich bin daher sicher, Sie werden es begrüßen, wenn ich Sie nach dem Rauchstopp in der Entwöhnungsphase nicht im Regen stehen lasse. Dafür sind Sie jederzeit willkommen in unserer, mittlerweile über 2.500 Mitglieder starken Facebook-Community „Rauchfrei für immer – Endlich Nichtraucher ohne Stress". Es erwartet Sie dort viel Zuspruch und

Motivation, wenn es zwischendurch mal brenzlig wird.

„NUR DIESER TAG ZÄHLT" –
MIT DER TECHNIK HALTEN SIE GARANTIERT DURCH.

„Nur dieser Tag zählt." Das ist die Schlüsseltechnik, die Sie stark macht und Sie in den ersten schwierigeren Wochen der Tabakentwöhnung über die Runden bringen wird. Lassen Sie das Nichtrauchen zur festen, unumstößlichen Absicht werden und betrachten Sie das Ganze aus einem neuen Blickwinkel: Sie tun sich ab jetzt einen großen Gefallen, wenn Sie nicht mehr rauchen. „Erforschen" Sie ab sofort alle Situationen, in den Sie den Wunsch nach einer Zigarette spüren wachsam, bewusst und neugierig.

Wenn Ihnen im Alltag eine Routine-Situation zu stressig erscheint und Sie in diesem Moment unbedingt eine rauchen wollen, dann nutzen Sie doch die Technik des geringsten Widerstandes und Aufwandes. Lassen Sie die Situation liegen. Lassen Sie sie ruhen und konzentrieren Sie sich kurz auf etwas, was Sie in diesem Moment vom Stress ablenkt. Atmen Sie dann tief durch, gehen Sie vielleicht an die frische Luft und bewegen Sie sich dort ein paar Minuten. Malen Sie, wenn Ihnen danach ist, ein Mandala aus. Hören Sie Musik, essen oder trinken Sie etwas Gutes oder lesen Sie sich Ihre Motivationsliste (die 65 Leitsätze für ein Leben ohne Zigarette) durch. Hauptsache, Sie lassen sich nicht vom armseligen Gejammer Ihres verhungernden Nikotintyrannen beeinflussen.

Bitte seien Sie sich darüber im Klaren, dass das Rauchen Ihre Probleme nicht löst, sondern das Problem an sich darstellt. Machen Sie es sich in Routine-Situationen immer wieder deutlich, dass das Qualmen nicht verhandelbar ist, denn Sie wissen, nur ein einziger Griff zur Gift-Kippe und Sie sind wieder zurück in der Sklaverei des Nikotinteufels. Machen Sie sich jeden Tag bewusst, wie fürchterlich Sie sich fühlen würden, wenn Sie ab jetzt wieder Ihre gewohnte Menge an Zigaretten rauchen müssten und wie fantastisch es ist, einfach frei zu sein.

Seien Sie stolz über jede einzelne nicht gerauchte Zigarette. Blicken Sie zurück auf jede rauchfreie Stunde und begeistern Sie sich über jeden Augenblick, in dem Sie standhalten. Erkennen Sie schwierige Momente und überlegen Sie sich, wie es Ihnen bei einer ähnlichen Situation in Zukunft leichter fallen könnte. Vielleicht hilft es Ihnen, auszurechnen, wie viel Geld Sie jeden Tag sparen und für schönere, nützlichere Dinge ausgeben können. Lassen Sie sich von einer der zahlreichen guten Apps auf Ihrem Handy unterstützen. Es gibt viele davon. Sie zeigen Ihnen zum Beispiel eine klare Statistik, wie viel Stunden Sie nicht geraucht, was Sie an Lebenszeit zurückgewinnen konnten oder welche Zahl von Glimmstängeln Sie nicht rauchen mussten. Einige Apps geben dabei auch tolle motivierende Tipps und weiterführende Hinweise. Sehr gut finden die meisten meiner Seminarteilnehmer auch das kostenlose Rauchfrei-Startpaket der Bundeszentrale für gesundheitliche Aufklärung (BZgA), insbesondere den humorvoll gestalteten Abreißkalender für jeden Tag.

DER LOHN DER MÜHE – WIE SIE PROFITIEREN WERDEN.

Sobald Sie nicht mehr unter den Entzugserscheinungen leiden, die das Rauchen bislang alle 20 bis 30 Minuten in Ihnen verursacht, werden Sie Ihre Zigaretten überhaupt nicht mehr vermissen. Denn bereits nach wenigen Tagen ist das Nikotin in Ihrem Körper fast vollständig abgebaut. Allerdings haben Sie es für eine gewisse Zeit noch mit leichten Entzugssymptomen zu tun. Es tut mir leid, aber da müssen Sie leider durch. Diese Symptome vergehen so ähnlich wie eine leichte Erkältung. Sie können in den ersten paar Tagen durchaus intensiver sein, werden dann jedoch allmählich schwächer. Es fällt Ihnen anschließend von Woche zu Woche leichter, den Rauchstopp gelassen durchzuführen.

Wenn Sie bislang etwa 6.000 bis 7.000 Mal im Jahr die Erfahrung machten, dass es sich beim Rauchen nur um die Illusion einer beglückenden Belohnung handelt, dann haben Sie sich die letzten Jahrzehnte intensiv darauf konditioniert. Rechnen Sie einmal aus, wie viele Zigaretten Sie in Ihrem Leben bislang rauchten und fragen Sie sich bitte, ob ein Rauchstopp mal eben ganz leicht, in wenigen Tagen und vor allem ganz ohne Vorbereitung funktionieren würde. Wahrscheinlich wohl nicht, und wenn, dann nur mit großem mentalem Aufwand und wenig Aussicht auf Erfolg. Diesen psychischen und physischen Kraftakt und sehr wahrscheinlichen Misserfolg wollte ich Ihnen gerne ersparen und habe deshalb dieses Buch für Sie verfasst. Wenn Sie es bis hierhin gelesen haben, dann sind Sie auf Ihr Leben als Nichtraucher bestens vorbereitet.

Entscheiden Sie nach Ihrer Vorbereitungsphase über die Länge und die Qualität Ihres restlichen Lebens. Gehen Sie es vollkommen überzeugt und gelassen an. Schwören Sie sich anschließend einen feierlichen Eid, nie wieder zu rauchen, nachdem Sie sich Ihre letzte Zigarette in Ihrem Leben angezündet haben.

LET´S GET READY TO RUMBLE!
RING FREI ZUR ERSTEN RUNDE!

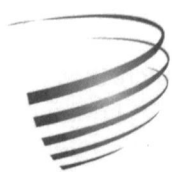

Mein Tagebuch als achtsamer Nichtraucher.

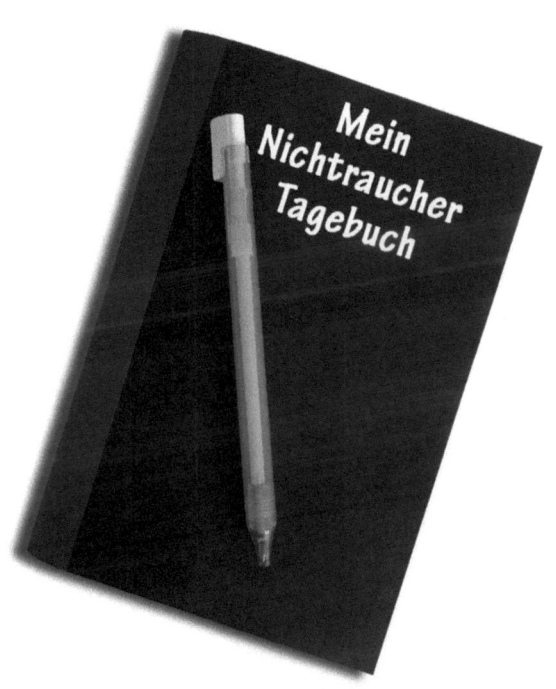

TAG 1

Habe endlich den roten Stopp-Buzzer gedrückt. Das war sie, meine letzte Zigarette in meinem Leben. Zwei Wochen mentale Vorbereitung. Jede Zigarette in der Zeit achtsam und neugierig geraucht. Zum Schluss schmeckten Sie überhaupt nicht mehr. Jeden Tag die Vorteile des Nichtrauchens verinnerlicht. Lange genug wurde ich von der Werbung und meinem inneren Schweinehund verführt und belogen. Die Schuldigen verdienen jetzt keinen Cent mehr an mir. Will meinen Kindern ein Vorbild sein. Musste heute genau 89 Mal ans Rauchen denken (Strichliste). Habe mir kleine Ziele gesteckt. Heute ist ein ganz normaler Arbeitstag. Bis Dienstschluss einfach nicht geraucht. Das war eine Etappe. Jetzt schaffe ich auch den Rest des Tages, nicht zu rauchen. Bin kurz davor, meinen großen ersten Sieg in der Schlacht gegen das Nikotinmonster zu feiern. Habe nun so viele Stunden wie nie zuvor seit Beginn meiner Raucherkarriere nicht mehr geraucht. Heute früh ins Bett. Immer wieder tief durchatmen, noch einmal die Vorteile des Nichtrauchens durchlesen. Unglaublich! Ich habe den ersten Tag geschafft. Stolz, wie Oskar! Freue mich schon auf morgen.

TAG 2

Ich wache auf und wundere mich über mich selbst. Wer hätte das gedacht? Bin einfach nur glücklich und stolz. Habe den Anfang gemacht und den Nikotintyrannen erfolgreich bezwungen. Die Runde geht an mich. Stelle fest, der Gegner ist in Wahrheit nur ein schwacher Feigling und das nimmt mir die Angst, macht mich stark für die nächste Runde.
Bin früher aufgestanden als sonst. Muss mich bewegen. Raus in die Natur. Achtsamkeitstraining beim Morgenspa-

ziergang. Felder, Wälder, Wiesen. Sehen, hören, riechen, fühlen. Immer wieder tief durchatmen. Keine Liebeserklärungen mehr an die Zigarette. Fühle mich ein wenig wie in Watte gepackt. Fühlt sich wie eine leichte Erkältung an. Das ist aber OK, wenn's mehr nicht ist. Seit gestern bin ich ein Ex-Raucher! STOLZ! Strichliste 98 Mal ans Rauchen gedacht. Egal. 98 Mal „Nein danke" gesagt. Bin voll motiviert. Ich habe es geschafft, den roten Stopp-Buzzer zu drücken, jetzt packe ich das auch in den kommenden Wochen.

Wurde heute von Freunden gelobt und motiviert. Die Raucher gehen jetzt ohne mich rauchen. Ein Kollege bot mir eine an. Habe abgelehnt, wollte aber verrückterweise auch fast gleichzeitig in seine Schachtel greifen. Der Kopf ist noch ganz schön durcheinander. Nach Dienstschluss war ich joggen. Kondition lässt zu Wünschen übrig. Ich huste ganz schön. Habe heute anstelle von Raucherpausen sechs achtsame Auszeiten genommen. Früh ins Bett. Wahnsinn. Tag zwei überstanden. Lese mir noch schnell die 65 Leitsätze für ein Leben ohne Zigaretten durch. Mir fällt gerade ein, dass ich Nichtraucher ab jetzt nicht mehr beneiden muss. Wie schön. Ich bin ein Gewinner.

TAG 3

Ich wache auf und bin fast euphorisch. Befreiung aus der Tyrannei des Nikotinmonsters. Stolz und stolzer. Mein Partner überlegt, ob er auch aufhört. Ich dränge ihn nicht, bin aber sehr glücklich über seine mögliche Absicht. Spüre viel Hektik, Aufregung und Unruhe. Joggen und Radfahren hat mich heruntergeholt. Das entspannt. Einfach nur in Etappen denken. In drei Wochen wird es mir spürbar besser gehen. Darauf vertraue ich. Das Monster hat mich lange genug an der Nase herumgeführt. Ich bin der Boss. Lese mir genüsslich noch einmal meine Zukunft als Nichtraucher durch. Alles gut. Tag 3 ist gelaufen. Mein neues Leben als Nichtraucher fühlt sich gut an. Keine grausame, gefährliche Bestrafung meines Körpers und meines Geistes mehr. Monster! Ich lasse dich verdursten und verhungern!

TAG 4

Bin heute empfindlich und gereizt. Raus aus dem Modus „Autopilot", raus aus der Sklaverei des Nikotintyrannen. Achtsamkeitstraining gegen die Mutlosigkeit. Es funktioniert tatsächlich. Ich gehe wachsam durch die Welt. Tief durchatmen und die Natur genießen. Zwang oder Verlangen? Null. Habe es unter Kontrolle. Sport tut gut. Unruhe lässt nach. Partner ist stolz auf mich. Ich bin stolz auf mich. Jede Stunde zählt. Das Monster sagt: „Schau dir all die Glücklichen an, die dürfen rauchen". Der kleine Lügner. Nein, es ist genau andersrum: Die Raucher beneiden mich. Die haben mehr Stress, als ich, denn die müssen zwanzigmal am Tag und mehr rauchen, ich aber nicht mehr. Ich habe den Absprung geschafft. Der Tyrann nervte heute 57 Mal mit: „Rauch eine". Ich sagte ihm 57 Mal: „Du kannst mich mal."

TAG 5

Wie sagt Gandhi so schön: „ Sei du selbst die Veränderung, die du dir wünschst für diese Welt." Wenn ich aufs Jahr rechne, was ich jeden Tag an Geld spare, freue ich mich über jede nicht gerauchte Kippe. Nicht mehr zu rauchen ist absolut kein Opfer und definitiv kein Verlust. Es ist ein Gewinn in jeder Hinsicht. Ich beobachte meine Gefühle neugierig mit allen Sinnen: Empfindlich? Ja. Schwierigkeiten, sich zu konzentrieren? Jein. Hektik? Oh, ja. Aufregung? Nö. Unruhe? Nö. Überreizung? Ein wenig, aber es ist auszuhalten. Verzweiflung? Ganz und gar nicht. Ich bin vielmehr voll motiviert. Leitsätze gelesen. Mutlos? Nein. Bedrückt? Nein. Hurra! Tag 5 locker überstanden. Toll! Ich darf mir mal auf die Schulter klopfen.

TAG 6

War früh joggen. Fühle mich etwas neben der Spur. Bedürfnis, eine zu rauchen? Mindestens 50 Mal, habe aber den Lügen-Tyrannen tapfer ertragen. Der ist jetzt stocksauer, weil ich mich auf die Seite der Nichtraucher geschlagen habe. Da kann ich aber nur mit den Schultern zucken. Es berührt mich nicht. Ich beobachte intensiv, was in mir vorgeht. Das kleine Schweinehündchen wird bereits ruhiger, meldet sich nur noch in wenigen „typischen" Situationen. Ich gewinne immer. „Rauche doch einfach weniger", hat er mir heute Mittag hinterhältig empfohlen. Tja, das bringt mich jetzt aber leider nicht mehr weiter, denn ich bin Nichtraucher und kein Gelegenheitsraucher. Bekomme Lob von allen Seiten für mein Durchhaltevermögen. Es ist viel leichter mit Motivation, Achtsamkeit und Neugierde zu siegen. Großartig. Sechs Tage ohne Kippen. Wer hätte das mal gedacht. Ich platze gleich vor Stolz. Überlege, mich im Fitness-Studio anzumelden. Ich bin ein Gewinner und kein Drogensüchtiger mehr. Gute Nacht.

TAG 7

Eine Woche ist um. Ich freue mich sehr über meine körperliche und mentale Kondition, die von Tag zu Tag immer besser wird. Eine Woche rauchfrei!!! Habe jetzt eine Exraucher-App auf meinem Handy. Sie motiviert tatsächlich. Keine gelben Finger mehr. Das gefährliche Spiel der Droge Nikotin hat ein Ende. Gott sei Dank. Es ist ein tolles Glücksgefühl, obwohl ich noch sehr häufig ans Rauchen denke. Aber jetzt denke ich angstfrei darüber. Die Kinder sprechen mich an. Finden es super, was ich tue. Hatte anschließend Tränen in den Augen vor Rührung. Was war sonst noch? Achtsame Entspannung durch Gehmeditation im Stadtwald. Natur ist doch etwas Prachtvolles. Frische, saubere Luft, statt ekliger Zigarettenqualm. Habe mir das Kapitel „Die fantastische Reise in meine Zukunft als Nichtraucher" noch einmal durchgelesen. Das tat gut. Bin einfach nur glücklich.

TAG 8

Tatsächlich! Der Kaffee schmeckt viel besser ohne Qualm. Verspüre keinerlei Unsicherheit, Angst oder Wut, auch keine Panik. Der widerliche kleine Tyrann gewöhnt sich wohl langsam an mein konsequentes Nein. Er wird deutlich leiser. Das Monster ist ein hinterhältiges Großmaul, das schnell aufgibt. Seltsam allerdings: Habe heute mein Feuerzeug gesucht, bis mir einfiel, ich rauche ja gar nicht mehr. Der Kopf spielt manchmal noch verrückt.
Partner sagt, will auch aufhören. Habe ihm das Buch „Genug geraucht" und das gleichnamige Hörbuch empfohlen. Partner fragt, ob „dampfen" möglicherweise eine Alternative ist. „Nein. Du kommst damit nur vom Regen in die Traufe, also am besten ganz und für immer mit der unsinnigsten Sache der Welt aufhören", war meine Empfehlung. Ansonsten: Achtsamkeit ist topp! Sport ist Klasse! Nichtraucher zu werden ist das Beste, was ich je für mich getan habe!

TAG 9

Uff! Heute war es hart. Großes Verlangen. Widerstanden. Stunde für Stunde geschafft. Verzweiflung und Zuversicht geben sich allerdings manchmal noch die Hände. 65 Leitsätze für das Leben ohne Zigaretten dreimal gelesen.

Das hat mich wieder motiviert. Achtsam mit allen Sinnen gelaufen und mal wieder nach Jahren mit dem Rad gefahren. Macht Spaß. Das Beste des Tages: Im Fitness-Studio angemeldet. Fühle mich stark. Hinterhältiges Monster, du stirbst. Ich lasse dich verdursten und austrocknen. Versprochen und geschworen. Ach ja: Partner hat das Buch „Genug geraucht" begonnen zu lesen. Ich bin glücklich.

TAG 10

Heute regnet es fast den ganzen Tag. Toll, dass ich zum Rauchen nicht mehr vor die Tür muss! Lese mir die wichtigsten Passagen des Buches noch einmal durch. Das entspannt und motiviert. Die Panik, die Angst vor dem Leben als Nichtraucher ist vorbei. Mit dem Rauchen aufzuhören ist ganz bestimmt kein Opfer, denn Rauchen ist eine grausame Drogensucht. Habe bezüglich des Rauchens überhaupt keine Blockaden mehr. Voll motiviert und das bereits jetzt schon seit 240 (!) Stunden. Einige Kollegen können es nicht lassen, mich nach einer gemeinsamen Zigarettenpause zu fragen. Habe aber immer ruhig und höflich abgelehnt. Da spürt man sein gutes Gewissen. Viele, die anfangs an mir zweifelten, wurden eines Besseren belehrt. Ich halte durch. Jedes Mal, wenn es hart wird, atme ich tief ein und aus. Das entspannt. Der Nikotinentzug meldet sich zwar noch regelmäßig, es ist aber trotzdem jetzt viel leichter auszuhalten, als noch von zehn Tagen. Ich bin mental perfekt vorbereitet. Viel Bewegung, Anspannung und Entspannung sind der Schlüssel zum Erfolg. Highlight des Tages: Mein erstes Training im Fitness-Studio. Yes!! Ich schütte Glückshormone aus. Ein Muskelkater ist mir allerdings sicher. Wie sagt Jogi Friese in seinem Buch so schön:„ In Wahrheit ist ein Tag eines Rauchers ein nicht endender Albtraum im verkrampften Nikotinstress von einer Kippe zur nächsten." Stimmt. Das ist jetzt vorbei.

TAG 11

Hektik, Aufregung, Unruhe, Überreizung, schlechte Konzentration am Vormittag. Spaziergang in der Natur, radeln (mein wieder entdecktes Hobby) und gute Gespräche mit Freunden waren hilfreich. Leitsätze mehrmals gelesen. Nachmittags mich belohnt und ein leckeres Stück Kuchen gegessen. Herrlich. Kaffee ohne Zigarette? Vor wenigen Wochen hätte ich es noch nicht für möglich gehalten. Aber es geht ganz leicht, ohne Probleme, denn die Vorteile des Nichtrauchens überwiegen. Es überzeugt mich, wenn ich bedenke, dass ich das Risiko, die schlimmsten Krankheiten zu riskieren, minimiert habe. Die Kinder loben mich jeden Tag für meine Standhaftigkeit. Sie finden es toll, dass ich nicht mehr nach Zigarettenqualm rieche oder vielleicht davon krank werde und sterbe. Bin richtig gerührt. Jetzt müssen sie sich keine Sorgen mehr machen. Ein Vorbild für die Kinder zu sein ist doch alles, um das es geht.

TAG 12

Werde als ein absoluter Gewinner geachtet. Das tut dem Ego gut. Ein Dampfer fragte mich heute, ob denn das keine Alternative wäre. Wozu? Ich rauche ja nicht mehr. Keine Liebeserklärungen mehr ans Rauchen, auch nicht ans Dampfen. Bin kein Mensch 2. Klasse mehr. Fühle mich gesund und stark. Das Monster ist heute auffällig ruhig. Schön. Soll ruhig so bleiben. Möchte das Glücksgefühl und den Stolz, ein Nichtraucher zu sein, nicht mehr missen. Geburtstagsparty meines Schwagers heute Abend. Lasse sicherheitshalber mal die Finger vom Alkohol. Traue dem Nikotinmonster nicht. „Die Entlohnung für die beste Entscheidung meines Lebens: Mehr Gesundheit, mehr Freiheit, mehr Lebensenergie, mehr Lebenszeit, mehr Selbstvertrauen und natürlich auch mehr Geld." Der Spruch aus dem Buch „Genug geraucht" gefällt mir persönlich am besten.

TAG 13

Tolle Feier gestern Abend. Trotz der Qualmerei bin ich standhaft geblieben, sogar mit einer großen Leichtigkeit. Darauf bin ich sehr stolz. Der heutige Tag: Empfindlichkeit mit Ruhe ausgeglichen, Hektik mit Atmen, Aufregung mit Fitness-Studio, Unruhe mit Spazierengehen. Passte alles perfekt. Monster rastete zwischenzeitlich total aus. Tja, Pech. Ich lasse es verhungern. Zwang, Bedürfnis, Verlangen? Nein. Ich bin der Boss. Keine Chance. Ich bin stolz auf mich. Meine Striche auf der Liste werden von Tag zu Tag weniger. Morgen sind es bereits zwei Wochen. Habe in dieser etwa 300 Zigaretten nicht geraucht. Unglaublich, was man sich in so kurzer Zeit an Giftstoffen in den Körper einsaugt. Rieche und schmecke wieder alles wieder viel besser. Ein völlig neues Lebensgefühl. Ein tolles, gesundes Lebensgefühl. Dafür sorgt auch das Training der Achtsamkeit in jeder Lebenslage. Das Nikotinmonster wird langsam zu einem kleinen Schweinehündchen. Liegt wohl daran, dass mir keine Gründe mehr einfallen wieder zu rauchen. Tja, ich bin eben kein Opfer mehr, sondern sein Herr und Meister.

TAG 14

Habe meinen größten Herzenswunsch nun zwei Wochen lang durchgesetzt. Darauf ein Glas Champagner. Freu! Die Handy-App motiviert aber auch sehr. Verinnerliche zu jeder Gelegenheit aufmerksam die Vorteile des Nichtrauchens. Warum habe ich nur so lange damit gewartet? Ich kann es noch gar nicht fassen. Über 300 Zigaretten nicht geraucht. Ich kann also NEIN sagen. Ich habe bewiesen, ich verfüge über Durchhaltevermögen, Tatkraft und Zielstrebigkeit. Die beste Entscheidung meines Lebens. Das war sie in der Tat. Rauchen ist nicht einfach eine lästige Angewohnheit, sondern eine üble Drogensucht. Damit ist jetzt Schluss.

TAG 15

Mein Geld löst sich nicht mehr in Luft auf. Wie schön. Kann mich auf ohne die sinnlosen Kippen von Tag zu Tag immer besser konzentrieren. Denke nicht mehr so oft ans Rauchen. Zehnmal vielleicht heute. Werde merklich ruhiger. Anspannung und Entspannung. Atme viel durch, gehe laufen, gehe spazieren, Krafttraining, gute Gespräche mit meinem Partner (ach ja: Er ist auf Seite 135 und findet Rauchen auch immer unsinniger), keine Verzweiflung mehr, keine Mutlosigkeit, keine Bedrücktheit. Alles gut. Verlangen nimmt immer mehr ab. Kaum Entzug. Ich merke, wie ich mich nun allmählich von allen Blockaden gelöste habe. Achtsamkeit sei Dank. Mein neues, rauchfreies Leben ist toll. Was Entschlossenheit bewirken kann.

TAG 16

Das neue Leben normalisiert sich. Heute aber wieder etwas mehr Verlangen, typisch zum Beispiel: An der Haltestelle. Der Modus „Autopilot" fiel mir aber gleich auf. Wie unsinnig, eine Kippe mit Wartezeit zu verbinden. Ein Kaugummi tat es auch.
Leitsätze für ein Leben ohne Zigarette und „Die fantastische Reise in die Zukunft als Nichtraucher" gelesen. Es ist ja nur der Tyrann, der ab und an aufschreit und verführen will. „Schulter-Zuck". Ich weiß, was ich will. Er hat keine Chance. Bin hoch motiviert. Bin begeistert. Bin mega stolz.

Ach ja: Ich huste weniger. Richte meinen Blick nur darauf, ein Nichtraucher zu sein. Merke, wie das mein Selbstwertgefühl stärkt.

TAG 17

Ich erforsche jeden Tag achtsam meine Gefühle und Gedanken. Keine Chance, wieder in die alten Gewohnheiten zu fallen. Der körperliche Nikotinentzug nimmt spürbar ab. Es wird von Tag zu Tag erträglicher. Mein Allgemeinbefinden ist eher ein auf und ab. Kollegen, Familie und Kinder machen mir aber Mut. Selbst einige Raucher in meinem Umfeld kommen jetzt auf die Idee, mit dem Rauchen aufzuhören. Schön, wenn ich sie inspirieren konnte, ebenfalls mit dem Rauchen aufzuhören. Partner raucht jetzt nur noch draußen. Wohnung riecht nicht mehr nach kaltem Rauch. Sehr angenehm ist das, denn es muss mir jetzt nicht mehr peinlich sein.

TAG 18

Habe meine alten Verhaltensweisen abgelegt. Hätte nie gedacht, dass das möglich ist. Ich merke, dass ich durch das Nichtrauchen nicht nur Geld, sondern auch viel Zeit spare. Alles riecht und schmeckt wieder besser. „Rauchen verboten" las ich heute in einer Gaststätte. Na und? Macht mir nichts mehr. Das Tauziehen in meinem Kopf ist so gut wie vorbei. Ich muss mich jetzt nicht mehr mit falschen Argumenten selbst belügen. 18 Tage nicht mehr geraucht. Ich rechne jetzt auch gar nicht mehr in Stunden. Einfach stolz. Freude pur. Bin wieder frei. Fühle mich gesund und stark. Ich werde nie wieder damit anfangen. Rauchen ist falsch. Nicht zu rauchen ist richtig. Punkt! Habe mich heute im Nachbereitungsforum „Rauchfrei für immer, endlich

Nichtraucher ohne Stress" auf Facebook angemeldet. Dort finde ich Halt und Unterstützung für die kommenden Monate. Habe gelernt, mich mit allen Sinnen, für das zu interessieren, was in mir vorgeht. Diese Technik ist mir auch in allen anderen Lebenslagen von Nutzen.

TAG 19

Ich meistere alle Probleme, wie jeder Nichtraucher in derselben Situation. Keine Konzentrationsschwächen. Ich hatte die Wahl und die einzig richtige Entscheidung getroffen. Ich werde mich nicht mehr vergiften. Ich stinke nicht mehr nach Zigaretten. Habe keine Panik, keine Angst mehr ohne Zigaretten. Muss mich nicht mehr fürs Husten schämen. Der Entzug hat nach 19 Tagen, wie im Buch Genug geraucht versprochen, tatsächlich deutlich abgenommen. Fantastisch! Es ist jetzt erträglich geworden. Verfassung: Blendend. Optimistisch. Nicht verzweifelt, nicht bedrückt. Bin ruhig und gelassen, auch ohne Zigaretten. Geht doch!

TAG 20

Heute fünf Kilometer gejoggt und das in nur 30 Minuten! Trainiere weiterhin, die Welt mit neugierigen, achtsamen Augen zu sehen. Beobachte alles in mir und um mich herum. Nikotinentzug nimmt weiter spürbar ab. Gegen die Bedrücktheit hilft Bewegung, gegen Mutlosigkeit das Gespräch mit Menschen, gegen Verzweiflung, die 65 Leitsätze für ein Leben ohne Zigaretten. Das Bedürfnis zu rauchen hatte ich heute höchstens zweimal. Es vergeht jetzt auch viel schneller. Tatsächlich war der Kampf mit dem Nikotintyrannen ein echter Witz. Lächerlich, wie leicht der Schwächling zu Boden geht. Es wird immer besser. Der Beweis dafür steht in diesem Tagebuch. Ich habe einen unbändigen Willen und mir die richtige Einstellung ange-eignet. Jetzt lasse ich nicht mehr los und bleibe am Ball. Das kann mir nun niemand mehr nehmen. Ich bin der Champion und habe den Kampf mit dem Nikotintyran-nen gewonnen.

TAG 21

Mein Partner hört heute auch mit dem Rauchen auf. Das macht mich jetzt echt glücklich. Werde ihn dabei unter-stützen, wo und wie ich nur kann. Unser Leben nimmt eine positive Wende, die ich mir nicht hätte träumen lassen (FREU!). Drei Wochen rauchfrei. Ich bin ein Nichtraucher! Der Rauchausstieg war ein voller Erfolg. Ich weiß natürlich, dass das miese, kleine Nikotinmonster noch nicht tot und in den kommenden Monaten nicht zu unterschätzen ist. Aber keine Sorge. Bin sicher, ich habe die Situation auch in den kommenden Wochen unter Kontrolle. Nie wieder Rauchen! Fühle mich nach drei Wochen als Nichtraucher mutig, stark, gelassen, gesund frei und glücklich. Das Niko-tinmonster hat jede Runde verloren. Es verdurstet, trock-net aus und stirbt. Es gibt keine Leere in meinem Leben. Ich vergifte mich nicht mehr. Mit dem Rauchen aufzuhö-ren ist kein Verlust, sondern ganz sicher die beste Entschei-dung meines Lebens. Genug geraucht!

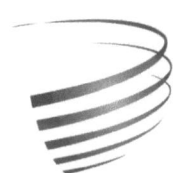

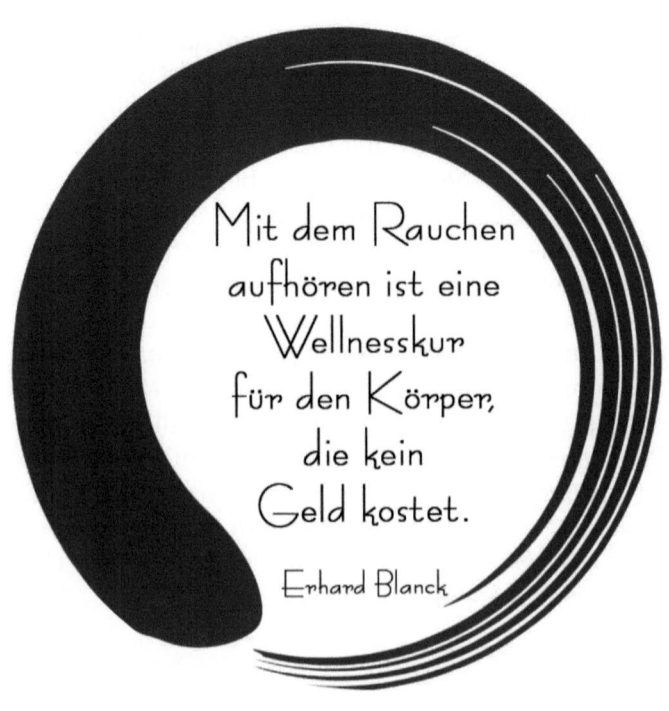

Mit dem Rauchen
aufhören ist eine
Wellnesskur
für den Körper,
die kein
Geld kostet.

Erhard Blanck

Kapitel 5

Ihre Notfallapotheke für alle Fälle.

Ein Rückfall ist
nur eine Stolperfalle.

Das Nikotinmonster versucht es mit allen Tricks.

Vernichte es vollständig.

BETRACHTEN SIE IHR MISSGESCHICK NUR ALS EINE STOLPERFALLE AUF DEM WEG ZUM NICHTRAUCHER.

Der Schauspieler Sylvester Stallone sagte einmal: „Entscheidend ist nicht, was für einen Punch du im Boxkampf hast. Entscheidend für den Sieg ist, wie oft du nach einer Niederlage wieder in den Ring steigst."

Ja. Es gibt mitunter bestimmte Situationen für einen Exraucher, die einen Rückfall begünstigen. Sollte es passieren, dass Sie irgendwann einmal schwach wurden, sei es, dass Sie zum Beispiel gestresst, verärgert, nervös oder ängstlich waren oder aus bestimmten Gründen in Panik gerieten, so müssen Sie deswegen weder an sich zweifeln, sich schämen, geschweige denn Ihr größtes Vorhaben aufgeben. Sehen Sie es viel mehr als eine Chance an. Sie wissen nun, in welcher Situation Gefahr droht, schwach zu werden.

Diese Erkenntnis nutzen Sie künftig, um diesen Fehler nicht noch einmal zu machen und um weiterhin nie wieder zur Zigarette zu greifen. Halten Sie unter allen Umständen an Ihrer Absicht fest, zünden sich ab sofort keine weitere Zigarette an und lassen Sie sich durch einen Rückfall auf keinen Fall entmutigen. Machen Sie sich keine entkräftenden Selbstvorwürfe, wenn Sie einmal fälschlicherweise zur Zigarette griffen, weil Sie vielleicht aufgrund von Alkohol, eines guten Essens, beim Kaffee oder sonst wo und -wie kurzfristig die Kontrolle verloren haben. Es gilt, Krone richten, aufstehen und weitermachen. Lassen Sie auch nicht die Ausrede zu, dass Sie jetzt ruhig weitere Zigaretten rauchen können, weil das Kind ja eh schon in den Brunnen gefallen ist. Eines ist nämlich gewiss: Mit jeder weiteren Kippe wird der Neustart schwieriger.

GEHEN SIE FREUNDLICH UND HUMORVOLL
MIT IHREM AUSRUTSCHER UM.

Ganz so schnell, wie manche denken, ist das nikotinkranke Unterbewusstsein nicht immer umzustimmen. Schließlich haben Sie es Jahrzehnte mit Nikotin betäubt. Aber das wissen Sie ja mittlerweile und kann Sie nicht mehr aus der Bahn werfen. Das kleine Missgeschick passiert nun mal vielen Ex-Rauchern. Betrachten Sie es in Ihrem großen Projekt der Verbesserung Ihrer Lebensqualität einfach als eine unwichtige Stolperfalle, aber keinesfalls als Beinbruch. Seien Sie daher nicht zu streng mit sich und sehen Sie es als eine wirksame Lektion an, die Sie jetzt gelernt haben.

Der Nikotinteufel wird in Ihnen, hinterhältig wie er ist, immer wieder mal das Verlangen nach einer Zigarette aufkommen lassen. Die gute Nachricht ist aber: Der Impuls wird von Woche zu Woche schwächer und vor allem immer leichter zu ertragen. Keine Frage. Das ist natürlich insbesondere in der Phase der ersten drei Wochen nach dem Rauchstopp besonders wichtig zu wissen. Die Freude und der Stolz, dass Sie nicht mehr rauchen, wiegt aber später diesen immer mal wieder auftretenden Impuls des sterbenden Nikotinteufels hundertfach auf.

NUTZEN SIE DIE TECHNIK DER ACHTSAMKEIT.

Wichtig ist, dass Sie die „Rückfallzigarette" nun intensiv analysieren. Wann, wo und wie wurden Sie schwach. Machen Sie sich idealerweise Notizen, in welcher Situation Sie steckten und was Sie in Zukunft tun werden, damit es nie wieder dazu kommt. Waren Sie im Stress? Hatten Sie Ärger? Wurden Sie nervös oder hatten plötzlich Angst? Gerieten Sie in Panik? Waren Sie zusammen mit rauchenden Freunden? Wurde Alkohol getrunken? Fühlten Sie sich überfordert? Zweifelten Sie an sich selbst?
Was auch immer Sie bewogen haben sollte, zur Zigarette zu greifen, gehen Sie es sportlich an. Stehen Sie nach Ihrer Niederlage wieder auf. Werfen Sie alle Zweifel von Bord und erneuern Sie Ihren Entschluss, nie wieder zu rauchen. Das schaffen Sie schon.

MIT DURCHHALTEVERMÖGEN UND FESTER ABSICHT DAS ZIEL NICHT AUS DEN AUGEN VERLIEREN.

Nach einem Rückfall ist es wichtig, sich wieder neu zu motivieren und die Vorteile des Nichtrauchens zu verinnerlichen. Trainieren Sie Ihre Willenskraft einfach aufs Neue und halten Sie an Ihrem Entschluss fest. Im nächsten Abschnitt finden Sie 65 Leitsätze für ein Leben ohne Zigarette. Die großartige Motivationsliste wird Sie ganz sicher auf Ihrem Weg aus der Tabaksucht unterstützen und Sie davon überzeugen, dass das Rauchen der letzte Dreck ist. Lesen Sie sich bitte bei einem Rückfall auch immer wieder den Abschnitt „Eine fantastische Reise in Ihre Zukunft als Nichtraucher" durch. Es wird Sie ebenfalls motivierend unterstützen auf Ihrem Weg zum glücklichen Nichtraucher. Ich empfehle Ihnen, Ihre eigene Liste immer bei sich zu tragen und im Bedarfsfall zur Hand zu nehmen.

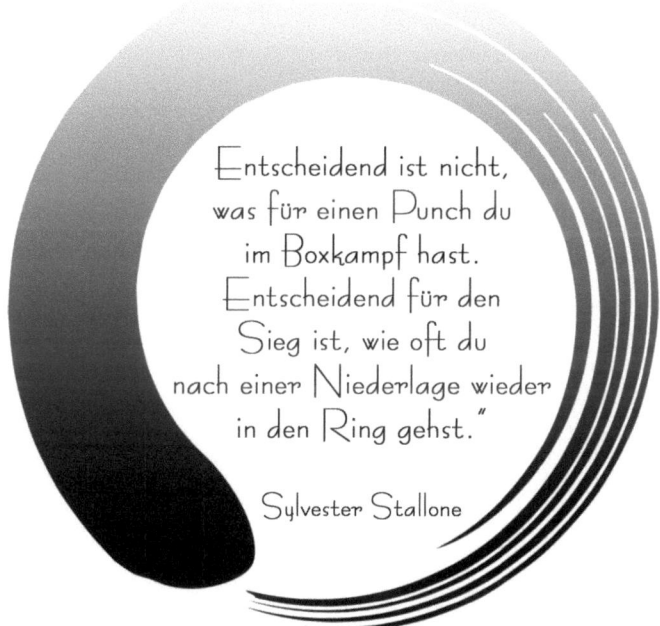

Entscheidend ist nicht, was für einen Punch du im Boxkampf hast. Entscheidend für den Sieg ist, wie oft du nach einer Niederlage wieder in den Ring gehst."

Sylvester Stallone

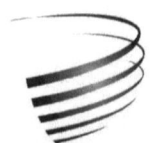

Mit dem Rauchen aufhören und nicht zunehmen. So klappt´s.

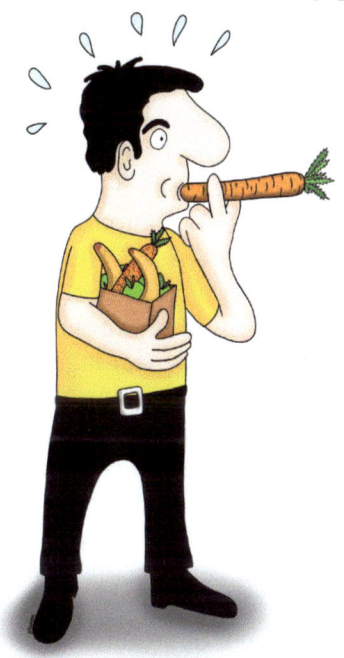

NICHTRAUCHER SIND NICHT ZWANGSWEISE ALLE DICK, NUR WEIL SIE NICHTRAUCHER SIND.

Es ist nicht unbedingt gesagt, dass Sie zunehmen werden. Allerdings ist es bei vielen der Fall. Generell gilt: Weniger essen als bislang und zusätzlich mehr Bewegung. Für die Entgiftung Ihres Körpers benötigten Sie als Raucher eine ganze Menge Brennstoff und außerdem hemmte das Rauchen bisher Ihr Hungergefühl. Auf der einen Seite erfreulich, andererseits aber leider auch erschwerend kommt hinzu, dass Ihnen nach kurzer Zeit alles wieder viel besser schmeckt, weil sich Ihre Geschmacksrezeptoren nach dem Rauchstopp schnell wieder erholt haben.

Die gute Nachricht: Nichtraucher sind natürlich nicht alle dick. Lassen Sie sich vor allem nicht von all den anderen Rauchern oder auch Exrauchern durch deren Jammerei und negativer Einstellung entmutigen. Es liegt ganz allein bei Ihnen, ob Sie nach dem Rauchstopp zunehmen oder nicht. Fakt ist aber: Dicker werden nach dem Rauchstopp muss nicht unbedingt sein.

Halten Sie mich nicht für einen Fitness-Guru oder einen Gesundheitspapst. Ich bin fernab von der, aus meiner Sicht, bewundernswerten Willenskraft eines Asketen. Dennoch treibe ich regelmäßig Sport, gehe täglich 5 Kilometer mit meinem Hund und gönne mir mehrmals im Jahr das Vergnügen, für ein paar Tage auf das Essen gänzlich zu verzichten. Ich tue das einerseits, um mich auf die wahren Werte des Essens und Trinkens zu besinnen, andererseits natürlich auch, um mein Gewicht regelmäßig ein paar Kilos nach unten zu korrigieren. Darüber hinaus ist das Fasten generell eine hervorragende Übung zum Training der Achtsamkeit, des Durchhaltevermögens und der Zielstrebigkeit.

Probieren Sie vielleicht das sanftere Intervallfasten. Möglicherweise haben Sie schon von der „16:8 Diät" gehört? Dabei fasten Sie 16 Stunden täglich und essen ausschließlich in den verbleibenden acht Stunden. Wer nicht mehrere Tage oder gar Wochen fasten möchte oder kann, dem empfehle ich, einen Tag in der Woche nichts zu essen und dafür viel Wasser zu trinken. Machen Sie es sich zur Gewohnheit und Ihre Probleme mit dem Übergewicht als Exraucher gehören der Vergangenheit an.

Ein Tipp an dieser Stelle: Beginnen Sie mit dem Fasten oder einer Diät erst dann , wenn Sie es durch die erste schwierige Phase geschafft haben, denn für die meisten Menschen ist eine Diät oder gar das Fasten in Kombination mit dem Rauchstopp zu viel des Guten.

SO BLEIBEN SIE IN FORM.

Sie rauchen nicht mehr? Es schmeckt alles wieder besser? Sie wollen auf keinen Fall zunehmen? Bislang haben Sie als Raucher 10 % Ihrer Energie für die stündliche Entgiftung Ihres Körpers verbraucht. Nehmen Sie mindestens 300 bis 500 Kalorien weniger zu sich. Bewegen Sie sich wieder mehr oder suchen Sie sich eine tolle Sportart, die Ihnen Freude bereitet oder betreiben den Sport, den Sie schon ausüben, aber eben intensiver und öfter. Legen Sie regelmäßig kleine oder größere Fastenzeiten oder Diäten ein. Essen Sie die Hälfte oder kalorienärmer und gesünder, so halten Sie Ihr Gewicht.

Ein paar Kilos mehr oder weniger sind aber auch kein Problem. Seien Sie selbstbewusst. Nichtraucher zu sein ist auch attraktiv. Vor allem: Machen Sie sich nicht verrückt. Einmal in der Woche sollten Sie so viel essen, wie Sie wollen und was Sie wollen. Es gibt allerdings ein absolutes No-Go: Das sind Belohnungen in Form von Süßigkeiten anstelle von Zigaretten. Alkohol bitte nur in Maßen, sonst wird es auch problematisch. Wenn das Gewicht in der ersten Phase des Rauchstopps hochgeht, ignorieren Sie es bitte zunächst einfach. Dann ist das ebenso. Um die zusätzlichen Kilos können Sie sich besser nach ein paar Wochen oder Monaten kümmern, als in der ersten konzentrierten Phase der Nikotinentwöhnung.

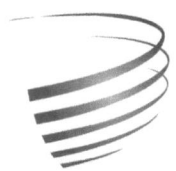

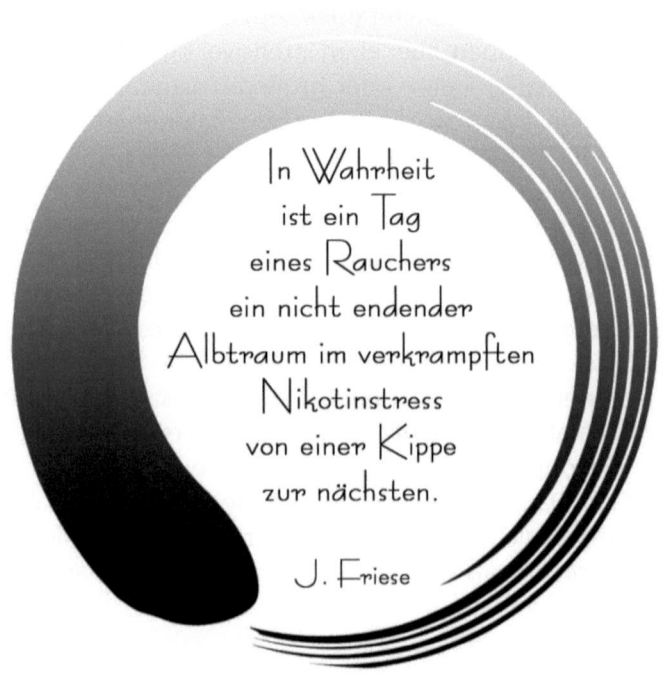

In Wahrheit
ist ein Tag
eines Rauchers
ein nicht endender
Albtraum im verkrampften
Nikotinstress
von einer Kippe
zur nächsten.

J. Friese

65 Leitsätze
für ein Leben ohne Zigaretten.

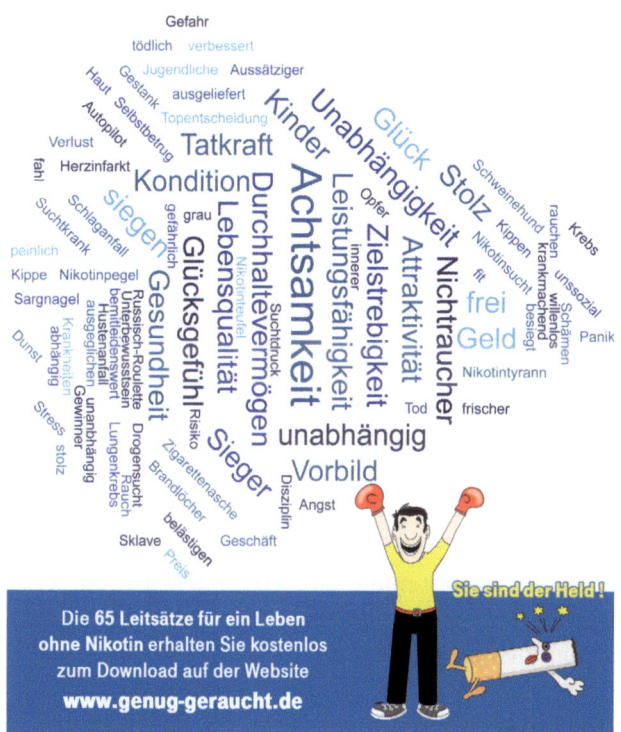

- ▶ Ich bestimme mein Leben wieder selbst.
- ▶ Es war in der Tat die wichtigste Entscheidung meines Lebens. Denn was ist wichtiger als die Gesundheit?
- ▶ Das ist mein Preis als Nichtraucher: mehr Freiheit, mehr Gesundheit, mehr Lebensqualität und mehr Geld.
- ▶ Ich bin nicht mehr abhängig von der Droge Nikotin.
- ▶ Ich achte jetzt wesentlich mehr auf meine Gesundheit.
- ▶ Als Nichtraucher habe ich weitaus weniger Stress als ein

233

Raucher, dessen Nikotinpegel jede halbe Stunde unter das kritische Level sinkt.

- ▶ Beängstigende Hustenanfälle gehören der Vergangenheit an.
- ▶ Ich verfüge über bessere körperliche und mentale Kondition.
- ▶ Ich habe meine Chance, länger zu leben, vervielfacht.
- ▶ Meine allgemeine Lebensqualität hat sich verbessert.
- ▶ Ich bin angstfrei, glücklich und stolz, wenn mein Arzt mich fragt, ob ich Raucher bin und ich dies lächelnd mit „Nein" beantworte.
- ▶ Nahestehende, nichtrauchende Personen müssen sich ab jetzt keine Sorgen mehr um mich machen.
- ▶ Im Gegensatz zu Rauchern bin ich nun glaubwürdig, wenn ich über Gesundheitsthemen rede.
- ▶ Meine Haut ist nicht mehr grau und fahl, sondern sichtbar frischer geworden.
- ▶ Die Zeit, in der ich gelbe Finger und Zähne vom Teer hatte, ist vorbei.
- ▶ Das gefährliche Spiel mit meinem Leben hat nun ein Ende.
- ▶ Als Nichtraucher minimiere ich mein Risiko für Schlaganfall, Herzinfarkt, Lungenkrebs und viele andere schlimme Krankheiten.
- ▶ Ich bin jetzt physisch und mental viel ausgeglichener.
- ▶ Als Nichtraucher habe ich die besten Chancen, auch im Alter noch fit zu sein.
- ▶ Ich möchte das Glücksgefühl und den Stolz, endlich ein Nichtraucher zu sein, in meinem Leben nicht mehr missen.
- ▶ Als Nichtraucher habe ich eindrucksvoll bewiesen, dass ich über ausreichend Motivation, Durchhaltevermögen, Tatkraft und Zielstrebigkeit verfüge.
- ▶ Ich bin zweifellos ein großes Vorbild für alle, vor allem für Kinder und Jugendliche.

▶ Mein Nikotintyrann ist besiegt. Mein Unterbewusstsein steht mir jetzt wieder als treuer Freund und guter Berater zur Seite.

▶ Als Nichtraucher habe ich große Achtung vor mir selbst.

▶ Ich muss Nichtraucher, die es ebenfalls geschafft haben, nie wieder beneiden.

▶ Ich gehe nicht mehr zwanghaft im Modus „Autopilot" ins Geschäft oder zum Automaten, wenn mir die Zigaretten ausgegangen sind.

▶ Ich verspüre keinerlei Unsicherheit, Angst, Wut oder Panik mehr an Orten, wo das Rauchen nicht erwünscht, verpönt oder verboten ist.

▶ Ich muss nie wieder wie ein Aussätziger zum Rauchen ans Fenster, auf den Balkon, in den Garten oder auf die Straße.

▶ Ich belästige und verärgere keine Passivraucher mehr.

▶ Angst gehört der Vergangenheit an. Die Panik vor einem Leben als Nichtraucher ist endgültig vorbei. Ich bin über alle Zweifel erhaben.

▶ Die fiese, verführerische und unterschwellige Werbung der Zigarettenkonzerne kann mich nicht mehr überzeugen.

▶ Ich muss nie wieder peinlich schnorren, wenn mir mal die Zigaretten ausgegangen sind.

▶ Die Zeiten, in denen ich dachte, dass das Rauchen aufgeben ein zu großes Opfer ist, sind definitiv vorbei.

▶ Alle Menschen, die an mir zweifelten, wurden eines Besseren belehrt.

▶ Ich werde als ein absoluter Gewinner betrachtet.

▶ Ich wirke nicht mehr unkollegial, denn ich beanspruche während meiner Arbeit keine zusätzlichen Raucherpausen mehr.

▶ Meine Lunge ist frei und ich atme wieder tief durch.

▶ Ich muss mich nicht mehr für meinen Raucherhusten schämen.

▶ Meine Wohnung und meine Garderobe stinkt nicht mehr nach kaltem Rauch.

▶ Ich bin kein bemitleidenswerter Sklave der Zigarettenkonzerne mehr.

▶ Ich bleibe auch ohne Zigaretten in jeder Lage ruhig und gelassen.

▶ Mein Atem riecht nicht mehr nach stinkendem, kaltem Rauch.

▶ Ich fühle mich von meiner Familie, meinen Freunden oder von Fremden nicht mehr sozial geächtet oder als Mensch zweiter Klasse.

▶ Leute schütteln nicht mehr mit dem Kopf oder werfen mir abfällige Blicke zu.

▶ Es war mir immer peinlich, vor meinen oder anderen Kindern rauchen zu müssen. Das ist jetzt vorbei.

▶ Ich belüge mich nie wieder mit falschen Argumenten (z. B.: Ich rauche gern).

▶ Die Alternative des Dampfens oder andere schädliche Rauchtechniken, kommen für mich nicht in mehr Frage, denn mir ist klar, dass ich damit lediglich meine Sucht verlagere und somit mein eigentliches Problem nicht löse.

▶ Ich strahle das Glück und die Freude über mein neues Leben ohne Zigarette in jedem Moment aus.

▶ Meine Geschmacks- und Geruchsrezeptoren melden sich zurück. Es schmeckt und riecht alles viel besser.

▶ Mein Geld löst sich nicht mehr nutzlos und buchstäblich in Rauch auf.

▶ Ich spare sehr viel Geld für weitaus sinnvollere Dinge.

▶ Ich muss nie wieder nach meinem Feuerzeug und meinen Zigaretten suchen, was bislang das Wichtigste für mich war.

▶ Ich habe jetzt mehr Zeit für wichtigere Dinge.

▶ Ich meistere alle Probleme, wie jeder Nichtraucher in derselben Situation.

▶ Brandlöcher im Auto, in Möbeln, Teppichen und Kleiderstücken gehören der Vergangenheit an.

▶ Ohne den ständigen Suchtdruck kann ich mich viel besser konzentrieren.

▶ Ich bin wesentlich leistungsfähiger, weil der dauernde Stress des Rauchens vorbei ist.

▶ Es ist mir jetzt vollkommen egal, ob das Rauchen an bestimmten Orten erlaubt ist oder nicht.

▶ Meine Zweifel, ob ich endlich besser aufhören sollte oder vielleicht lieber nicht, sind endgültig vorbei.

▶ Es ist unwichtig, wenn die Zigaretten mal wieder teurer werden.

▶ Es ist mir vollkommen gleichgültig, wenn keine Zigaretten mehr im Haus sind.

▶ Der Staat verdient keinen Cent Tabaksteuer mehr an mir.

▶ Ich weiß, dass das Rauchen aufgeben keinen Verlust darstellt.

▶ Es gibt keine Leere in meinem Leben. Ich bin über jeden Zweifel erhaben und davon überzeugt: Das Rauchen ist falsch. Nicht zu rauchen ist richtig.

▶ Ich hatte die Wahl und die einzig richtige Entscheidung getroffen. Sie lautet: Ich will mich nicht mehr vergiften. Ich will noch etwas von meinem Leben haben und deshalb rauche ich nie wieder.

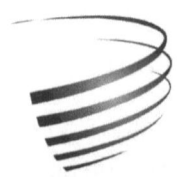

50 geniale Tipps für den leichten Weg.

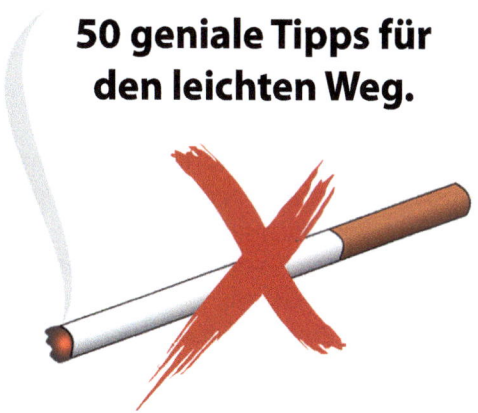

Hier finden Sie alle Tipps aus diesem Buch zusammengefasst für die erste Phase des Rauchstopps als Übersicht. Bitte lesen Sie sich die Tipps in regelmäßigen Abständen immer wieder durch, idealerweise zusammen mit den 65 Leitsätzen für ein Leben ohne Zigarette.

▶ Damit Sie Ihren Rauchausstieg gelassen, ohne Schweißausbrüche, Übelkeit oder emotionale Achterbahnfahrten gut erträglich in den Griff bekommen, erhalten Sie auf der Website *www.genug-geraucht.de* zusätzlich zu diesem Buch eine hypnotherapeutische Audio-Unterstützung. „Nichtraucher to stay" behandelt Ihren Rauchausstieg von innen heraus und ist deshalb äußerst effektiv. Insbesondere in den ersten drei Wochen vor dem Rauchausstieg ist das autosuggestive Training mittels der Selbsthypnose sehr empfehlenswert. Dafür begeben wir uns gemeinsam auf eine Reise in Ihr Unterbewusstsein, um dort falsche, lebensbedrohliche Denkprozesse für das Rauchen zu deaktivieren und sie gegen die richtigen, heilsamen Botschaften auszutauschen.

▶ Trennen Sie sich von der Vorstellung, dass das Rauchen

allein Ihre Schuld ist. Suchen Sie die Schuld auch bei denen, die Sie in jungen Jahren zum Rauchen verführt haben. Dieses Wissen verleiht Ihnen zusätzlich mentale Kraft, die Sie für den Rauchstopp benötigen.

▶ Machen Sie auch die verantwortlich, die es immer noch zulassen, dass Tabakwaren nach wie vor beworben werden und legal verkäuflich sind.

▶ Verabschieden Sie sich von fragwürdigen Werbeversprechen der Zigarettenkonzerne und von der Überzeugung, dass die Zigarette etwas hat, dass Sie besonders cool, individuell und frei wirken lässt.

▶ Beabsichtigen Sie, von ganzem Herzen für die Kinder ein Vorbild zu sein, indem Sie schon bald für immer mit dem Rauchen aufhören.

▶ Erinnern Sie sich. Stellen Sie sich Ihren Start in Ihre Raucherkarriere vor Ihrem geistigen Auge vor. Gehen Sie einmal in sich und versetzen Sie sich gedanklich in Ihre Jugendzeit, in der in Ihrem Umfeld geraucht wurde. Wer war das? Waren es Ihre Eltern, Verwandte, Freunde oder Bekannte? Versuchen Sie einmal herauszufinden, wo, wie und wann Sie Ihre ersten Zigaretten geraucht haben. Wer hat Sie Ihnen angeboten? War es eine Mutprobe? Fühlten Sie sich mit einer Zigarette lässig und erwachsen? Welche Marke rauchten Sie damals? Wie war die Werbung für diese Marke? War die Werbung männlich, war sie weiblich, damenhaft oder abenteuerlich, heldenhaft, vielleicht lustig oder individuell? Wie schmeckten Ihnen die ersten Zigaretten? Wie schnell wurden Sie damals davon abhängig? Waren Sie vielleicht ein Mitläufer und rauchten, weil es all die anderen taten? Beantworten Sie sich bitte all diese Fragen ganz offen und ehrlich und finden Sie heraus, wie und warum Sie in Ihrer Jugend so sehr getäuscht wurden. Das wird Ihnen mental helfen, wesentlich leichter und überzeugter mit dem Rauchen Schluss zu machen.

▶ Keine Liebeserklärungen mehr an das Rauchen. Decken Sie alle falschen und heuchlerischen Raucherargumente auf.

▶ Verharmlosen Sie Ihr Risiko nicht, indem Sie sich einreden, Sie seien weniger gefährdet, als die anderen Raucher oder gar Nichtraucher.

▶ Hüten Sie sich vor falschen Ausreden, die Ihnen die Lizenz zum Weiterrauchen bieten. Konzentrieren Sie sich lieber auf die guten Gründe, warum Sie nicht mehr rauchen werden.

▶ Tragen Sie die Liste mit den Gründen, warum Sie nicht mehr rauchen, immer bei sich und nehmen Sie sie zur Hand, falls Sie der Nikotintyrann wieder nerven will.

▶ Trennen Sie sich vom Feindbild des Nichtrauchers, denn Sie wollen ja in Kürze selbst einer werden.

▶ Beruhigen Sie sich regelmäßig. Ausgeglichenheit kann man sehr gut durch Ruhe und Gelassenheit erreichen. Daher ist es sinnvoll, sich mehrmals am Tag ganz bewusst eine Auszeit zu gönnen, in der Sie einfach etwas tun können, aber nichts tun müssen.

▶ Eine andere Möglichkeit der Entspannung ist die Achtsamkeit und die Meditation. Gehen Sie in sich, wann immer Sie die Zeit dafür haben. Versuchen Sie doch einmal, anstelle von Zigarettenpausen, kurze, meditative Auszeiten einzulegen. Sie werden feststellen, es wirkt genauso beruhigend und befreiend, wie Nikotin. Auch Atem- oder Gehmeditation sind äußerst erholsam und beruhigend.

▶ Bereits 15 Minuten am Tag achtsames Entspannen bewirken schon Wunder. Es geht einfach darum, einmal nichts zu leisten, sondern nur zu sein, sich zu sammeln, zu vertiefen und seinen Gedanken freien Lauf zu lassen. Genießen und bewundern Sie die Natur. Gehen Sie einfach so oft es Ihnen möglich ist in Felder, Wälder, auf Wiesen oder ans Wasser. Beobachten Sie aufmerksam und möglichst schweigend, aber mit allen Sinnen die prachtvolle Umwelt, um im Alltag Ihren Stresspegel ohne Zigaretten wieder auf ein normales, natürliches Niveau zu bringen. Nach kurzer Zeit werden Sie feststellen, wie wenig Ihnen das unnötige Zeug noch bedeutet, bis Sie das Nikotin ganz aus Ihrem Leben verbannt haben.

▶ Auf jeden Fall ist Sport der Klassiker unter den Stress-Killern. Joggen, radeln oder schwimmen Sie, gehen Sie wandern oder treiben Sie einfach die Sportart, die Ihnen am meisten liegt und die sich für Sie ganz einfach cool und gesund anfühlt. Versuchen Sie jedoch bitte zu Beginn keine Höchstleistungen zu erzielen. „Schwelgen statt Schwitzen" ist das Motto. Der Genuss beim Sport steht im Vordergrund, nicht körperlicher Stress, denn es soll Ihnen ja langfristig Freude bereiten. Sie werden bald feststellen, dass sich Ihre Leistungen von ganz alleine verbessern, ohne dass Sie sich dafür sehr anstrengen müssen.

▶ Nutzen Sie die Stress-Killer-Maschine Sport bitte einmal nur einen einzigen Tag und verzichten Sie an diesem Tag auf Ihre Zigaretten. Das schaffen Sie schon. Sie dürfen gespannt sein, wie Sie sich am nächsten Morgen fühlen. Ich wette, es geht Ihnen so, als ob Sie Bäume ausreißen könnten. Don´t dream! Do it!

▶ Lassen Sie die Befreiung aus der Tyrannei des Nikotins als einen tiefen, intensiven Herzenswunsch in sich reifen. Dann regelt alles Weitere Ihr Selbstbewusstsein, Ihre Entschlusskraft und Ihre Motivation.

▶ Betrachten Sie ab jetzt das Rauchen nicht mehr als Belohnung, sondern als eine grausame und gefährliche Bestrafung Ihres Körpers und Ihrer Psyche.

▶ Geben Sie Ihren Zigaretten keine einzigartige Bedeutung oder Kosenamen mehr. Es ist keine besondere Ziggi, keine Genusszigarette und keine Belohnungszigarette. Es ist pures Gift und eine Droge, nicht mehr und nicht weniger.

▶ Das Dopamin hat Ihr Gehirn falsch verdrahtet. Das können Sie aber jederzeit wieder umprogrammieren.

▶ Raus aus Ihrem Modus „Autopilot" beim Rauchen. Seien Sie wachsam und trainieren Sie die Achtsamkeit in jeder Situation. Konzentrieren Sie sich bei jeder Zigarette wach auf jeden Zug, den Sie inhalieren. Wie halten Sie die Zigarette in der Hand? Wie fühlt sich das Papier und die Asche an? Wie riecht sie? Wie schmeckt sie? Riechen Sie nach dem Ausdrücken der Zigarette nach kaltem Rauch? Und wie lange noch danach? Konzentrieren Sie sich dabei gleichzeitig auf die Gründe, warum Sie nicht mehr rauchen wollen.

▶ Lesen Sie sich in der Phase der Vorbereitung auf den Rauch-Stopp die „65 Leitsätze für ein Leben ohne Zigarette" (Kapitel „Ihre Notfall-Apotheke") immer wieder durch.

▶ Betrachten Sie das Rauchen ab jetzt mit Neidlosigkeit und einer guten Portion Mitleid.

▶ Erstellen Sie eine Liste aller Rauchsituationen. Protokollieren und gewichten Sie darin sorgfältig jede gerauchte Zigarette. Lesen Sie sich Ihre persönliche Liste aller Rauchsituationen immer wieder durch. Erkennen Sie auf diese Weise, welche Zigaretten am Tag einfach nur läppische Nikotinlieferanten sind und weiter keine Bedeutung für Sie haben. Das wird Ihnen helfen, Ihren bevorstehenden Rauchstopp wesentlich angenehmer zu ertragen.

▶ Rechnen Sie ab jetzt immer mit, wie viel Ihres Geldes sich bei jeder Zigarette sprichwörtlich in Luft auflöst.

▶ Machen Sie sich klar, dass das Rauchen aufgeben kein Opfer darstellt, kein Verlust, sondern eine totale Bereicherung in jeder Lebenssituation ist.

▶ Bekämpfen Sie Ihre Angst vor dem Rauchstopp, in dem

Sie sich offen und ehrlich zwei wichtige Fragen beantworten: *Warum rauche ich überhaupt ständig? Warum konnte ich bislang nicht damit aufhören?* Bitte nehmen Sie dafür die Gründe, warum Sie nicht rauchen sollten, zur Hand.

▶ Zigarettenkonzernen und dem Fiskus ist es völlig egal, ob Sie die allerschlimmsten Krankheiten bekommen. Sie nutzen den Herdentrieb aus, um mit Ihnen Gewinn zu machen. Lehnen Sie bitte ab sofort jede Form der Zigarettenwerbung ab und akzeptieren Sie keine falschen Werbeversprechen mehr.

▶ Freuen Sie sich auf Ihr neues, gesundes Leben ohne Zigaretten und auch darüber, nie wieder für Ihre Sucht bezahlen zu müssen.

▶ Schlagen Sie sich ab jetzt auf die Seite der Nichtraucher und lassen Sie keine Argumente mehr gelten, die für das Rauchen sprechen.

▶ Halten Sie die „Herde der Raucher" nicht mehr für eine Gruppe gleichgesinnter Leidensgenossen, denn Sie sind schon bald kein Mitglied mehr von ihr.

▶ Rauchen (oder dampfen) Sie keine E-Zigaretten. Sie kommen, was die Abhängigkeit anbelangt, einfach nur vom Regen in die Traufe. Wenn Sie mit dem Rauchen Schluss machen wollen, dann gilt das selbstverständlich auch für das Dampfen, vor allem das Dampfen mit Nikotin. Auch wenn die Schädlichkeit der E-Zigarette (ohne Nikotin) bislang noch nicht eindeutig bewiesen ist, sie ist kein Mittel zum Rauchstopp und erst recht keine Alternative zur Zigarette. Sie bedienen damit nur weiterhin Ihre psychische Abhängigkeit.

▶ Ergründen Sie Ihr Motiv, warum Sie den Rauchstopp mit einer E-Zigarette durchführen wollen. Ist es die Angst vor dem Entzug? Die Sorge, eine vermeintliche Stütze zu verlieren? Sie merken schon: Das Nikotinmonster in Ihnen versucht Ihnen gerade einen Streich zu spielen und sie wieder einmal auf eine falsche Fährte zu locken. Ich empfehle Ihnen daher immer wieder gern: Lesen Sie sich bitte das Kapitel „Vorsicht Angstfalle" noch ein weiteres Mal durch.

▶ Sollten Sie der Meinung sein, das nikotinfreie E-Zigaretten die Lösung für Sie sind, dann muss Ihnen aber auch klar sein, dass der Schritt zur nikotinhaltigen E-Zigarette sehr wahrscheinlich ist, denn das Gift hat Sie ja derzeit (noch) im Griff. Das gravierendste Problem, nämlich die psychische Sucht, kann Ihnen die E-Zigarette daher also nicht abnehmen. Bitte erkennen Sie, dass es den Tabak-Konzernen ausschließlich um zusätzlichen Profit, nicht aber um Ihre Gesundheit geht. Lassen Sie sich nicht von den Tabak-Dealern an der Nase herumführen. Die imitieren schließlich nur die Tabakzigarettenwerbung für eine gleichfalls ungesunde E-Zigarette. Spätestens hier sollte Ihnen ein Licht aufgehen.

▶ Seien Sie Vorbild für Kinder und Jugendliche, denn darauf hat es die coole, poppige Lifestyle-Werbung von E-Zigaretten besonders abgesehen. Die Chance, dass Kinder durch das Nachahmen später zu Nikotinsüchtigen werden, ist groß. Ihr Nachwuchs wird es Ihnen später danken.

▶ Trainieren Sie die Achtsamkeit in jeder Lage Ihres Lebens, denn es führt Sie unweigerlich zu Zielstrebigkeit, Motivation und Durchhaltevermögen.

▶ Konzentrieren Sie sich, insbesondere in der Durchhaltephase nach dem Rauchstopp, nicht mehr auf die Gründe, warum Sie rauchen, sondern auf die Gründe, warum Sie nicht mehr rauchen sollten.

▶ Wenn Sie mit dem Rauchen Schluss machen wollen, müssen Sie aufhören, sich als Opfer zu fühlen. Als Nichtraucher sind Sie aber kein Opfer, sondern der Herr und Meister Ihres inneren Schweinehundes.

▶ Verinnerlichen Sie sich Tag für Tag die Vorteile für ein Leben ohne Zigaretten.

▶ Machen Sie Ihren Rauchstopp zum „Herzenswunsch".

▶ Verharmlosen Sie das Rauchen ab jetzt nicht mehr als eine lästige, dumme Angewohnheit, sondern sehen Sie den Tatsachen ins Auge. Rauchen ist eine Drogensucht. Punkt.

▶ Gewohnheiten sind erlernte, automatische Handlungen in bestimmten Situationen. Schlechte Gewohnheiten können Sie leicht ändern, indem Sie Ihren wachen Blick, das heißt, Ihre bewusste Aufmerksamkeit darauf lenken.

▶ Lösen Sie bewusst Ihre Blockaden bezüglich des Rauchens. Wenn Sie eine Zigarette rauchen, tun Sie das wach und konzentriert. Überlegen Sie in den Situationen, in denen Sie automatisch zur Zigarette greifen, was Sie stattdessen tun können, um sich allmählich umzuprogrammieren. Sie stehen kurz vor Ihrem Start in ein rauchfreies Leben. Nachdem Sie Ihren Rauchstopp eingeleitet haben, legen Sie Ihren Fokus genau auf diese Alternativen zum Rauchen.

▶ Öffnen Sie die Scheuklappen. Gehen Sie ehrlich mit den Warnhinweisen und erschreckenden Bildern auf der Zigarettenpackung um und nehmen Sie sie mit allen Sinnen wahr. Tun Sie dies in der festen Absicht, in Kürze mit dem Rauchen für immer aufzuhören. Die Art der positiven Gehirnwäsche wird Ihnen beim Rauchstopp zum Vorteil gereichen.

▶ Sehen Sie sich den Film „Das passiert mit deinen Lungen nach 30 Tagen" von Chris Notap auf YouTube an. Er wird Sie auf Ihrem Weg zum Nichtraucher überzeugen und umstimmen.

▶ Beginnen Sie Stufe für Stufe, Tag für Tag mit dem Training der Achtsamkeit und stärken Sie auf diese Weise Ihre Entschlossenheit.

▶ Betrachten Sie sich in der gesamten Zeit der Vorbereitung auf den Rauchstopp (auch danach) als Sieger und stärken Sie auf diese Weise Ihr Selbstwertgefühl.

▶ Richten Sie Ihren Blick darauf, ein überzeugter Nichtraucher zu sein und seien Sie stolz auf jede geschaffte Stunde, jeden Tag, jeden Monat.

▶ Werden Sie zum Forscher Ihres Inneren. Wenn Sie nicht mit Achtsamkeit an das Problem Rauchen gehen, dann fallen Sie immer wieder in Ihre alten Gewohnheiten zurück. Deswegen ist es so wichtig, deutlich zu erkennen, was mit Ihnen passiert, wenn Sie in Ihren Verhaltensweisen gefangen sind und bleiben.

▶ Interessieren Sie sich mit allen Sinnen für das, was mit Ihrem Körper und Ihrem Geist passiert und lassen Sie sich ausreichend Zeit dafür. Erst wenn Sie achtsam, das heißt wach und neugierig, das Rauchen beobachten und alle Nachteile erkennen, sind Sie in der Lage für immer loszulassen. Mit der Zeit werden Sie die Ergebnisse Ihres Tuns immer klarer sehen. Mit Achtsamkeit beim Rauchen lassen Sie von der alten Gewohnheit ab und nehmen eine neue Sinnvolle an: Das Nichtrauchen.

▶ Besorgen Sie sich das Hörbuch „Genug geraucht". Es ist ein mentaler Ratgeber in Form eines Hörbuches, welches Sie sich als Download auf der Internetseite *www. genug-geraucht.de* oder bei *Audible* herunterladen können. Ob im Auto, im Zug, beim Sport oder im Wartezimmer, das mentale Training garantiert Ihnen zusätzlich höchste Motivation vor Ihrem Rauchausstieg und danach.

▶ Holen Sie sich Ihre zuverlässige Unterstützung auf Facebook. Dort stehen Ihnen zwei Gruppen zur Verfügung: „Ich will Nichtraucher werden" für die Vorbereitungsphase und „Rauchfrei für immer" als ein großes Nachbetreuungs-Forum für Exraucher.

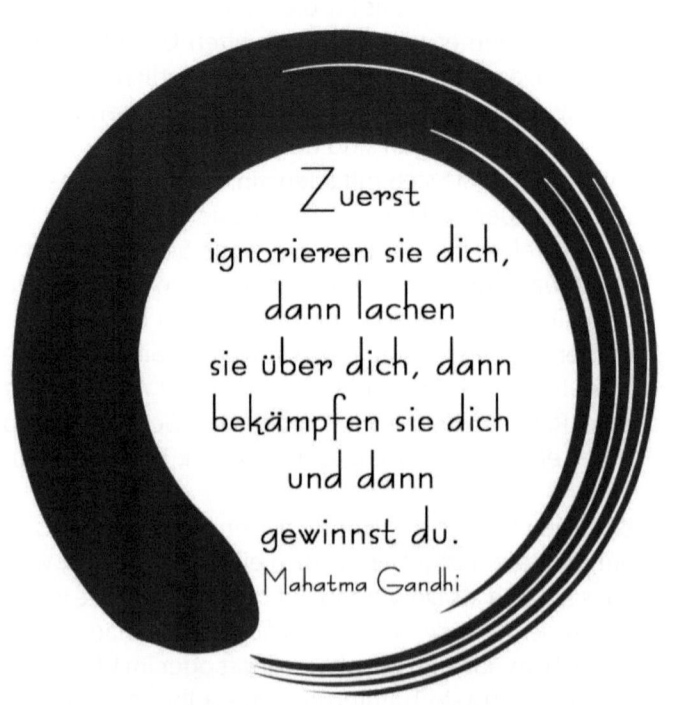

Zuerst
ignorieren sie dich,
dann lachen
sie über dich, dann
bekämpfen sie dich
und dann
gewinnst du.
Mahatma Gandhi

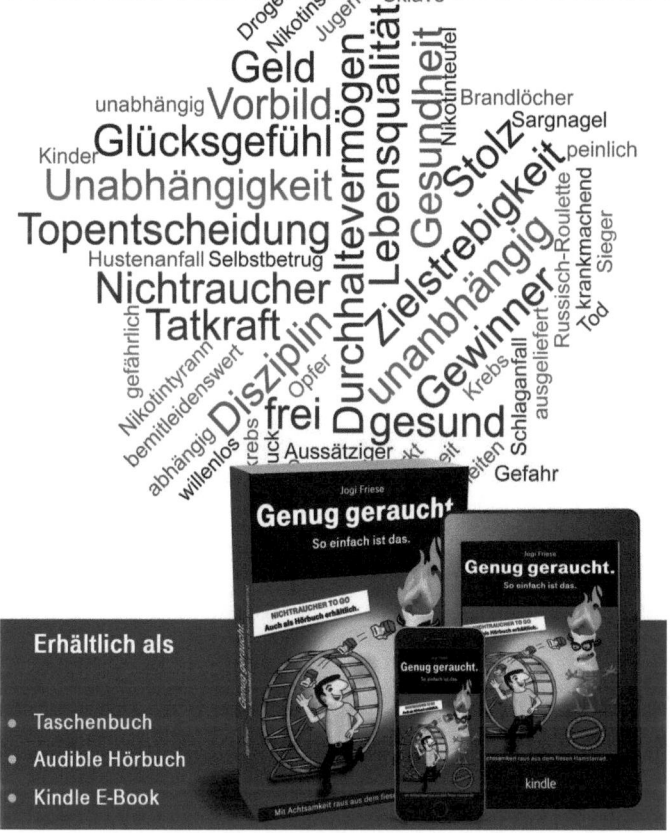

249